essentials

Essentials liefern aktuelles Wissen in konzentrierter Form. Die Essenz dessen, worauf es als „State-of-the-Art" in der gegenwärtigen Fachdiskussion oder in der Praxis ankommt. *Essentials* informieren schnell, unkompliziert und verständlich

- als Einführung in ein aktuelles Thema aus Ihrem Fachgebiet
- als Einstieg in ein für Sie noch unbekanntes Themenfeld
- als Einblick, um zum Thema mitreden zu können

Die Bücher in elektronischer und gedruckter Form bringen das Fachwissen von Springerautor*innen kompakt zur Darstellung. Sie sind besonders für die Nutzung als eBook auf Tablet-PCs, eBook-Readern und Smartphones geeignet. *Essentials* sind Wissensbausteine aus den Wirtschafts-, Sozial- und Geisteswissenschaften, aus Technik und Naturwissenschaften sowie aus Medizin, Psychologie und Gesundheitsberufen. Von renommierten Autor*innen aller Springer-Verlagsmarken.

Reiner Bartl

Medikamenten-induzierte Osteoporose

Diagnostik, Pathogenese und Therapie

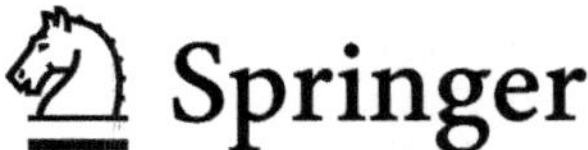

Reiner Bartl
Osteoporosezentrum München am Dom
München, Deutschland

ISSN 2197-6708   ISSN 2197-6716   (electronic)
essentials
ISBN 978-3-662-73564-0   ISBN 978-3-662-73565-7   (eBook)
https://doi.org/10.1007/978-3-662-73565-7

Die Deutsche Nationalbibliothek verzeichnet diese Publikation in der Deutschen Nationalbibliografie; detaillierte bibliografische Daten sind im Internet über https://portal.dnb.de abrufbar.

Springer ist ein Imprint der eingetragenen Gesellschaft Springer-Verlag GmbH, DE und ist ein Teil von Springer Nature.
Die Anschrift der Gesellschaft ist: Heidelberger Platz 3, 14197 Berlin, Germany

Wenn Sie dieses Produkt entsorgen, geben Sie das Papier bitte zum Recycling.

- Definition und Management der sekundären Osteoporosen
- Kortisonderivate, besonders schädlich für den Knochen
- Transplantierte Patienten, bereits im Vorfeld an die Knochengesundheit denken
- Tumortherapie-induzierte Osteoporose, Chemotherapie und Aromatasehemmer sind knochenschädlich
- Antiepileptika-induzierte Osteoporose, häufig auch mit Osteomalazie vergesellschaftet
- AIDS Patienten, Knochenschaden durch die Krankheit selbst und durch die Langzeittherapie
- Auch viele andere Medikamente stehen im Verdacht, den Knochen zu schädigen
- Medikamente, die die Heilung von Frakturen verzögern
- Strahlentherapie, mit einer lokalen Osteoporose und mit Osteonekrose vergesellschaftet

Vorwort

Trotz der enormen klinischen Fortschritte ist die Osteoporose immer noch eine unterschätzte, unterdiagnostizierte und untertherapierte Krankheit. Weltweit spricht man bereits von einer **„osteoporosis treatment crisis (gap)"** und einer Therapiemüdigkeit bei Osteoporose – sowohl beim Patienten als auch beim behandelnden Arzt. Aus dieser klinischen Krisensituation helfen keine kostenpflichtigen Zertifikatskurse von Spezialisten und Verbänden, vielmehr die Erkenntnis und der Ansporn unter uns Ärzten, daß die Osteoporose vermeidbar und heute im frühen Stadium sogar heilbar ist.

Ein standardisiertes und evidence-basiertes Management der Osteoporose ist seit langem global erarbeitet worden. Die Krankheit wird mittels DXA-Messung einfach, strahlenarm und sicher diagnostiziert. Mit neuen Medikamenten (z. B. Romosozumab) kann sogar die Knochenstruktur wiederaufgebaut werden und das Frakturrisiko rasch gesenkt werden. Die praktische und interdisziplinäre Umsetzung dieser weltweit anerkannten **„guidelines"** ist jetzt unsere Aufgabe als behandelnde Ärzte – eine multidisziplinäre Anstrengung!

Der erste Schritt in der diagnostischen Abklärung einer nachgewiesenen Osteoporose ist die Unterscheidung der **„primären"**, „idiopathischen" Osteoporose von den **„sekundären"** Osteoporosen, denen eine ursächliche Krankheit zugrunde liegt. 20 % der Frauen und 60 % der Männer mit der Diagnose einer Osteoporose haben gleichzeitig Erkrankungen und Medikamente, die Osteoporose verursachen. Sekundäre Ursachen für die Entwicklung eines Knochenschwunds und für das Auftreten von Frakturen finden sich in allen medizinischen Disziplinen. Selbst Erkrankungen des Herzens, der Gefäße, der Lunge und des zentralen Nervensystems haben direkte und indirekte Einflüsse auf die Knochenmasse. **„Bone is every doctor's business"**.

Transplantationen, zahlreiche **Medikamente** wie vor allem die Glukokortikoide und **Strahlentherapie** haben einen raschen systemischen bzw. lokalen Knochenabbau als Nebenwirkung. Bewegungsmangel, Ernährungsstörungen, Gewichtsverlust und Störungen der Mineral- und Vitaminhomöostase als Begleiterscheinung verschiedenster Erkrankungen und Medikamente verstärken den Knochenschwund.

Dieses „*Essentials*" ist konzipiert, Ärzte aller Disziplinen anzusprechen und zu überzeugen, bei der Beratung ihrer Patienten auch die Knochengesundheit zu berücksichtigen, alle eingesetzten Medikamente auf ihre Knochenschädlichkeit zu überprüfen, die richtigen diagnostischen und therapeutischen Entscheidungen in der Praxis zu treffen und - wenn notwendig - eine interdisziplinäre Zusammenarbeit einzuleiten.

„…und nicht erst warten bis der Knochen bricht."

Reiner Bartl

Inhaltsverzeichnis

Über den Autor

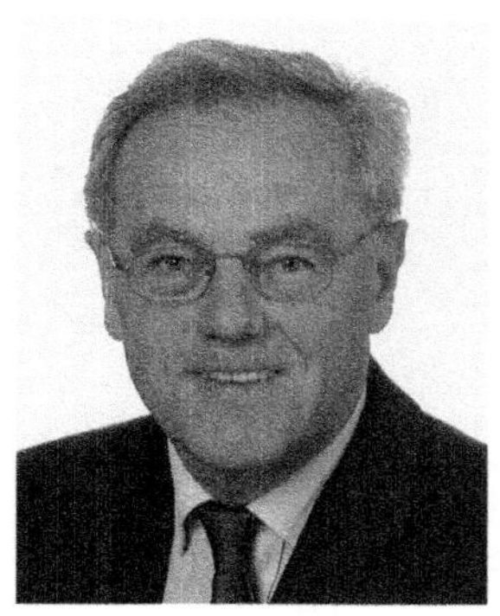

Reiner Bartl 1970 Assistenzarzt und 1983 Professur für Inneren Medizin an der **Ludwig-Maximilians Universität München** mit Schwerpunkt Hämatologie, Onkologie und Osteologie. Leiter der Mammakarzinom-Ambulanz und des Bayerischen Osteoporose-Zentrums am Klinikum Groß-hadern. Seit 2009 Etablierung des **Osteoporosezentrums München am Dom.** Publikation von ca. 70 Büchern und mehr als 300 Publikationen.

- Sekundäre Ursachen einer Osteoporose sind häufig und insbesondere bei Kindern, Männern und prämenopausalen Frauen zu erwarten.
- Jede Osteoporose, die rasch und überraschend auftritt oder auf eine medikamentöse Therapie nicht anspricht, muß auf eine zugrundeliegende Erkrankung abgeklärt werden (z. B. multiples Myelom, Metastasen).
- Eine Osteoporose mit begleitendem generalisiertem Knochenschmerz ist verdächtig auf das Vorliegen einer Osteomalazie oder auf ein zugrundeliegendes Malignom.
- Bei der Abklärung einer unklaren Osteoporose kommt das gesamte Spektrum internistischer, gynäkologischer und orthopädischer Krankheiten in Frage („Osteoporose-Syndrom").
- Die Therapie aller sekundären Osteoporose – unabhängig von der Grundkrankheit – basiert auf dem Einsatz einiger weniger antiresorptiver und osteoanaboler Substanzen.
- Bei alten Patienten mit der Diagnose „idiopathische Involutionsosteoporose" dürfen „sekundäre" Begleiterkrankungen und knochenschädliche Medikamente nicht übersehen werden! Auf die Sturzvermeidung ist besonderer Wert zu legen.

© Der/die Autor(en), exklusiv lizenziert an Springer-Verlag GmbH, DE, ein Teil von Springer Nature 2026

R. Bartl, *Medikamenten-induzierte Osteoporose*, essentials, https://doi.org/10.1007/978-3-662-73565-7_1

Pathogenese der sekundären Osteoporosen

Der erste Schritt in der diagnostischen Abklärung einer nachgewiesenen Osteoporose ist die Unterscheidung der **„primären"**, „idiopathischen" Osteoporose von den **„sekundären"** Osteoporosen, denen eine ursächliche Krankheit zugrunde liegt. Die „primäre" Osteoporose beinhaltet geschichtlich die postmenopausale und die „senile" Osteoporoseform, auch wenn bei diesen beiden „idiopathischen" Formen bereits zahlreiche Risikofaktoren (z. B. der Abfall der Sexualhormone, zelluläre Alterungsprozesse, genetische Muster und Anomalien) bekannt sind.

> 20 % der Frauen und 60 % der Männer mit der Diagnose einer Osteoporose haben gleichzeitig Erkrankungen und Medikamente, die Osteoporose verursachen.

Sekundäre Ursachen einer Osteoporose sind häufig und insbesondere bei Kindern, Männern und prämenopausalen Frauen zu erwägen. Infrage kommen immunologische, chronisch entzündliche, maligne, endokrinologische, gastrointestinale, renale, neurologische, pulmonale und kardiologische Erkrankungen. In einer Studie mit 173 postmenopausalen Frauen, bei denen eine primäre Osteoporose ohne bekannte Vorerkrankung diagnostiziert wurde, ergaben sich bei weiterer Labordiagnostik in 40 % der Fälle folgende bisher nicht bekannten Grunderkrankungen bzw. Befunde:

- Vitamin D-Mangel 20 %
- Hyperkalziurie 10 %
- Malabsorption 7 %
- HPT (primär und sekundär) 3 %
- Überdosierung von Schilddrüsenhormonen 2 %
- Morbus Cushing <1 %

Tab. 1.1 listet Krankheiten/Medikamente/Eingriffe auf, die häufig mit einer sekundären Osteoporose assoziiert sind. Sie zeigt auch, daß alle Krankheiten in allen Fachdisziplinen der Medizin – direkt oder indirekt – entweder eine Osteoporose verursachen oder zur Entstehung und Verstärkung eines Knochenschwundes beitragen können.

Tab. 1.1 Erkrankungen/Medikamente/Eingriffe mit erhöhtem Risiko für Osteoporose

Hypogonadismus
• Turner Syndrom
• Klinefelter Syndrom
• Anorexia nervosa
• Hypothalamische Amenorrhoe
• Hyperprolaktinämie
• Andere hypogonadale Zustände
Endokrine Erkrankungen
• Cushing Syndrom
• Hyperparathyreoidismus
• Thyreotoxikose
• Diabetes mellitus
• Akromegalie
• Nebenniereninsuffizienz
Ernährungstörungen
• Malnutrition
• Parenterale Ernährung
Gastrointestinale Erkrankungen
• Malabsorptionssyndrom
• Morbus Crohn
• Colitis ulcerosa
• Primär biliäre Zirrhose
• Hepatitis
• Zöliakie
• Perniziöse Anämie
Rheumatologische Erkrankungen
• Rheumatoide Arthritis
• Ankylosierende Spondylitis
Pulmonale Erkrankungen
• COPD
• Asthma bronchiale
Kardiologische Erkrankungen
• Herzinsuffizienz
• Herztransplantation
Hämatologische Erkrankungen/Malignome
• Multiples Myelom
• Lymphome und Leukämien
• Malignome mit PTHrP-Produktion
• Hämolytische Anämien
• Aplastische Anämie

(Fortsetzung)

Tab. 1.1 (Fortsetzung)

Selektierte angeborene Erkrankungen
- Osteogenesis imperfecta
- Marfan Syndrom
- Hämochromatose
- Hypophosphatasie
- Glykogenspeicherkrankheiten
- Ehlers-Danlos Syndrom
- Porphyrie

Andere Krankheiten
- Immobilisation
- Multiple Sklerose
- Sarkoidose
- Amyloidose

Medikamente und Radiotherapie
- Antikonvulsiva
- Aromatasehemmer
- Chemotherapeutika
- Glukokortikoide
- Heparine und Warfarin
- Immunsuppressiva
- Protonenpumpenhemmer
- Orale Kontrazeptiva, niedrig dosierte
- Strahlentherapie

Chirurgische Eingriffe
- Gastrektomie
- Intestinaler Bypass
- Thyreoidektomie
- Transplantation

Sekundäre Ursachen für die Entwicklung eines Knochenschwunds und für das Auftreten von Frakturen finden sich in allen medizinischen Disziplinen. **„Bone is every doctor's business".** Die Abklärung jeder Osteoporose beinhaltet daher immer eine umfassende Krankengeschichte, eine Auflistung aller Medikamente, eine körperliche Untersuchung und ein Standardlabor.

Es ist bekannt, daß die „maximale Knochendichte" und damit das Frakturrisiko im Alter hauptsächlich von **genetischen Faktoren** abhängen. Die „peak bone mass" ist das Kapital an Knochenmasse, das man in der Jugend aufgebaut hat und mit dem man in späteren Jahren klug „wirtschaften" muß. Das **Knochenmark** stellt dem Skelett die Vorläufer der Knochenzellen und das Gefäßsystem zur Verfügung (Knochen-Mark-System). Bestimmte **Organe/Systeme** wie Niere, Leber, endokrine Organe, Magen-Darm, zentrales und vegetatives Nervensystem, Immunsystem und Haut regulieren den Knochenumbau und damit Knochenmasse und –qualität. **Fett- und Muskelgewebe** stehen ebenfalls in enger Verbindung mit dem Knochengewebe. Selbst Erkrankungen des Herzens, der Gefäße und der Lunge haben direkte und indirekte Einflüsse auf die Knochenmasse. **Transplantationen** und zahlreiche **Medikamente** wie z. B. die Glukokortikoide haben einen raschen Knochenabbau als Nebenwirkung. **Bewegungsmangel, Ernährungsstörungen, Gewichtsverlust** und **Störungen der Mineral- und Vitaminhomöostase** als Begleiterscheinung verschiedenster Erkrankungen verstärken den Knochenschwund.

> **Sekundäre Osteoporosen** haben in der Regel ein multifaktorielles Geschehen. Neben den Grundkrankheiten tragen Medikamente, Operationen, Transplantationen, Lebensstil, Ernährung, Immobilität und psychische Probleme zum Knochenschwund bei.

Diagnostik der sekundären Osteoporosen

Bei folgenden **Befunden und Symptomen** müssen mögliche Ursachen einer sekundären Osteoporose weiter abgeklärt werden:

- Ungewöhnliche Frakturen („low trauma")
- Altersbezogen ungewöhnlich niedrige Knochendichtewerte (Hypogonadismus)
- Folgefrakturen trotz nachweislich effektiver Therapie (multiples Myelom)
- Pathologische Werte im Standardlabor (Anämie, Hypo- oder Hyperkalzämie, erhöhtes CRP, MGUS)
- Unklare Knochenschmerzen (Malignome, Osteomalazie)
- Unklare Knochenläsionen in Röntgenbild, CT, MRT und Skelettszintigraphie (Metastasen, multiples Myelom, malignes Lymphom, Mastozytose).

Für die **diagnostische Abklärung** einer sekundären Osteoporose stehen bevorzugt zur Verfügung:

- DXA-Methode zur Messung der Knochendichte an LWS und Hüfte
- Röntgenbilder in 2 Ebenen zur Abklärung von Frakturen oder Knochenläsionen
- CT und QCT zur Unterscheidung von trabekulärem und kortikalem Knochen
- MRT zur Beurteilung von Weichteil-Geweben (Ödeme, Entzündungen, Knochenmarkerkrankungen, Metastasen, Malignome)
- Skelettszintigraphie zur Erkennung lokaler und polyostotischer Knochenläsionen
- Standardlabor zur Erkennung internistischer, gynäkologischer und orthopädischer Erkrankungen, gegebenenfalls weitere spezifische Werte und Tests (z. B. Immunelektrophorese bei V. a. ein multiples Myelom, Vitamin D-Bestimmung im Serum, PTH, Kalzium und Phosphat im Serum zur Abklärung eines Hyper- oder Hypoparathyreoidismus
- Knochenumbaumarker zur Beurteilung der Progressivität des Knochenschwunds und des Ansprechens der Therapie
- Knochenbiopsie zur differentialdiagnostischen Abklärung eine Osteomalazie und zum Ausschluß bzw. Charakterisierung eines Malignoms im Knochen (Evtl. gezielte Knochenbiopsie, Histologie und Immunhistologie).

Die **DXA-Methode,** auch DEXA genannt, ist heute die populärste und ausgereifteste Messmethode (Abb. 1.1). Gemessen werden die Lendenwirbelsäule von vorne und die rechte und/oder linke Hüfte (Abb. 1.2). Wichtige **Vorteile** dieser Methode sind:

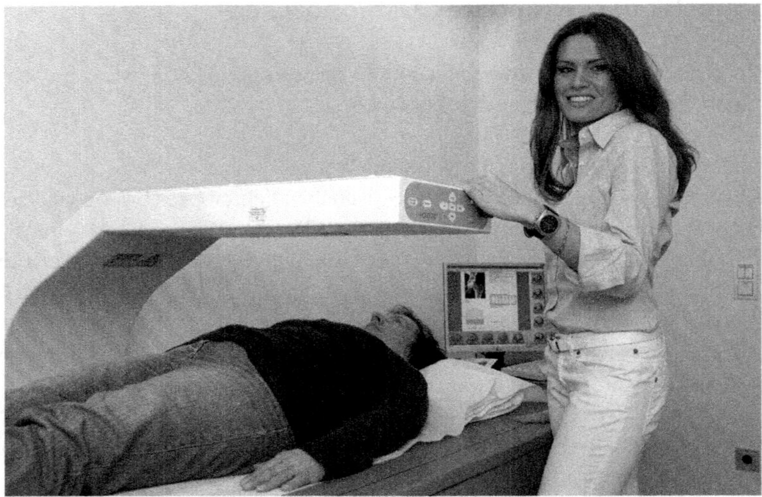

Abb. 1.1　DXA-Gerät in meiner Praxis zur Messung der Knochendichte an LWS und Hüfte

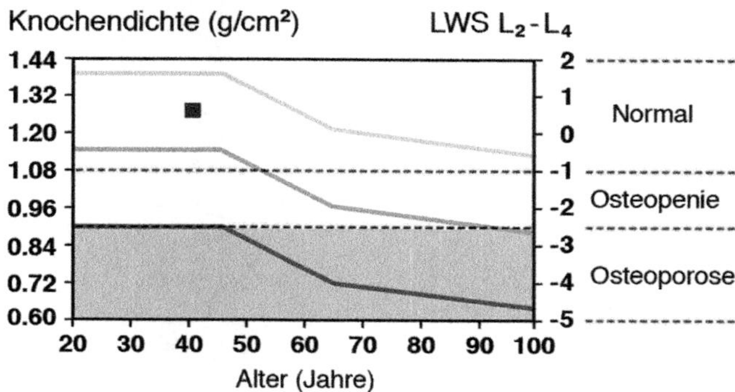

Abb. 1.2 DXA-Messung der Lendenwirbelsäule (L2–L4) mit Unterteilung der Knochendichte in „Normal" (T-score größer −1), Osteopenie (T-score kleiner/gleich −1, aber größer −2,5) und Osteoporose (T-score kleiner/gleich −2,5). Der T-score ist eine Standardabweichung und vergleicht den Patienten mit einem jungen Erwachsenen mit einer normalen mittleren Knochendichte

- Sie ist nicht invasiv und stellt keine Belastung für den Patienten dar.
- Sie ist schnell (wenige Minuten) durchzuführen.
- Sie ist preiswert: Die Messung von LWS und Hüfte kostet etwa 30,00 €.
- Sie hat eine sehr geringe Strahlenbelastung (1–3 mRem, entsprechend nur $^1/_{10}$ bis $^1/_{100}$ einer normalen Röntgenaufnahme).
- Sie misst die für die Osteoporose empfindlichsten und frakturgefährdetsten Skelettareale: Lendenwirbelsäule L1-L4 und Hüfte (Gesamtfemur und Femurhals).
- Sie misst sehr genau und ist daher ideal für Kontrollmessungen (Richtigkeit 2–6 %, Präzision 1–3 %).
- **Sie ist die von der WHO und der NOF einzig anerkannte Standardmethode zur Definition der Osteoporose, zur Stellung der Therapieindikation und zur Kontrolle des Therapieerfolges.**
- Bei seitlicher Lagerung kann die gesamte Wirbelsäule abgebildet und so klinisch stumme Wirbelkörperfrakturen erkannt werden (Abb. 1.3).

Der einzige **Nachteil** der DXA-Messung ist die integrale Messung des zu untersuchenden Skelettareals. Es ist manchmal nicht genau zu erkennen, ob auch Kalkstrukturen (Aortenkalk, verkalkte Lymphknoten oder Muskelanteile, Spondylophyten), gutartige symptomlose Knochentumore (Osteome) oder andere absorbierende Substanzen (Metall-Kleiderverschlüsse, röntgendichte Kontrastmittel,

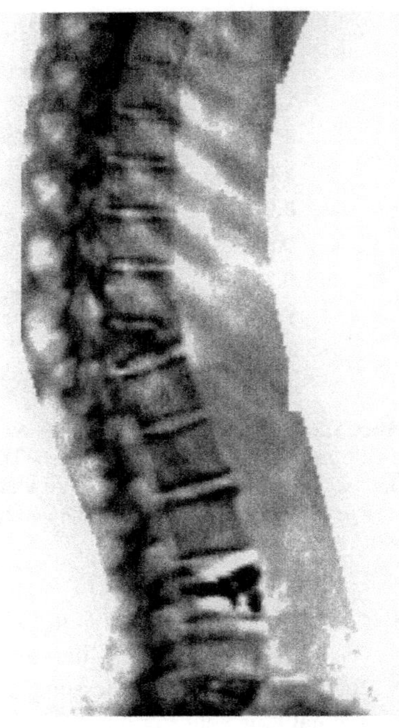

Abb. 1.3 Messung der seitlichen Wirbelsäule mittels des DXA-Gerätes. Z. n. Kyphoplastie L4 und Nachweis eines keilförmigen Einbruchs des 12. Brustwirbelkörpers

Kalziumtabletten, Knochenzement, Osteosynthesen usw.) in die Messung mit eingehen. Diese **„Fallstricke"** werden durch eine vorausgehende Röntgenaufnahme vermieden. Neue DXA-Geräteentwicklungen können auch in seitlicher Projektion messen und durch höhere Bildauflösung die Struktur der Wirbelkörper und der Hüfte darstellen.

Therapie der sekundären Osteoporosen

Ein erfolgreiches **Behandlungskonzept der Osteoporose** umfasst vielfältige Aspekte:

- Schmerztherapie mit psychischer Betreuung,
- Bewegungstherapie und Gymnastik,
- Sturzprophylaxe,
- Gesundheitsorientierter Lebensstil,

- Knochenbewusste Ernährung,
- Vitamin-D- und Kalzium-Substitution,
- Hormonersatztherapie (HRT) erwägenswert, für maximal 4 Jahre,
- Antiresorptive Therapie (BP, Denosumab, Raloxifen),
- Osteoanabole Therapie (Teriparatid, Romosozumab),
- Rehabilitation

Alle Antiosteoporotika haben gemeinsam, dass ihre therapeutische Wirkung nur ab einem DXA-Knochendichtemesswert von kleiner als − 1,5 bis − 2 (T-Score) belegt ist. Die DXA-Messung dient somit nicht nur der Diagnosestellung und der Abschätzung des Frakturrisikos, sondern prüft auch, ob die Voraussetzungen für den Erfolg einer medikamentösen Therapie gegeben sind.

Antiosteoporotika können in 3 Gruppen eingeteilt werden (Abb. 1.4):

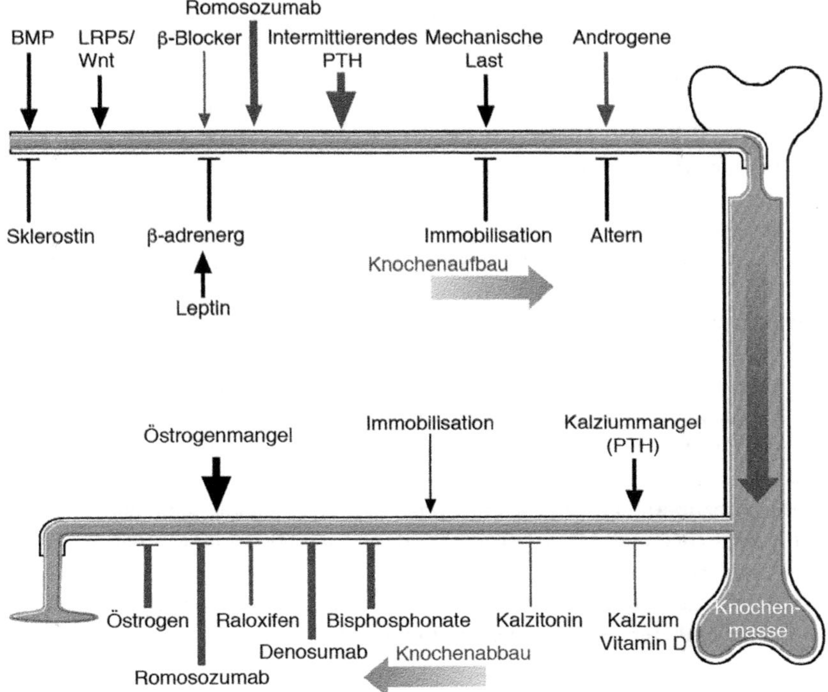

Abb. 1.4 Antiresorptive und osteoanabole Antiosteoporotika, physiologische Faktoren und ihre Einflüsse auf Knochenumbau und Knochendichte

- **Antiresorptive Substanzen:** Bisphosphonate (BP), Raloxifen, Kalzitonine, Kalzium, Vitamin D, Vitamin-D-Metabolite, Statine, Östrogene, Östrogen/Gestagen und Tibolon, Denosumab, Kathepsin K-Inhibitoren.
- **Osteoanabole Substanzen:** Parathormon, Teriparatid, Abaloparatid, Fluoride, Strontium, Anabolika und Testosteron.
- **Antiresorptive und osteoanabole Substanz:** Romosozumab

Während die antiresorptiven Medikamente den Knochenumbau reduzieren (bei insgesamt positiver Knochenmassenbilanz), stimulieren die osteoanabolen Medikamente den Knochenumbau, wobei die Aktivierung der Osteoblasten dominiert. Der Sklerostin-Antikörper Romosozumab hat die ideale Eigenschaft einer gleichzeitigen antiresorptiven und anabolen Wirkung und ist in Europa bereits ab Dezember 2019 zugelassen.

Auf der Basis der evidenzbasierten Medizin haben wir in unserem Osteoporosezentrum folgende **medikamentöse Behandlungsstrategie**:

- Alle Patienten erhalten 1000–3000 IE **Vitamin D$_3$** als Basistherapie (nach Wert von 25OH Vitamin D im Serum!). Kalziumzufuhr sollte mit 1000 mg möglichst über die Nahrung erfolgen.
- **Hormonsubstitution** wird nur noch bei klimakterischen Beschwerden diskutiert („For symptoms only"), dient aber nicht zur Therapie einer manifesten Osteoporose.
- Früher Einsatz stickstoffhaltiger **BP** ist der „Goldstandard" („First line" Therapie). Die Darreichungsform wird in Absprache mit den Patienten ausgewählt: Wochentablette, Monatstablette, Vierteljahresspritze oder Jahresinfusion. Bevorzugt wird die intravenöse Applikation (z. B. **Zoledronat Jahresinfusion**). Damit wird eine Reduktion des Frakturrisikos um etwa 50 % erreicht!
- Alternativ zu den BP steht der RANKL-Antikörper **Denosumab** zur Verfügung. Bei Patienten mit meßtechnischer Osteoporose im Bereich der Wirbelsäule kommen **Raloxifen** und **Ibandronat** in Frage.
- **Romosozumab**, ein Sklerostin-Antikörper, hat anabole und antiresorptive Eigenschaften und ist inzwischen zugelassen bei postmenopausalen Patientinnen mit schwerer manifester Osteoporose.
- Bei schwerer, manifester Osteoporose besteht die Option einer osteoanabolen Therapie mit **Teriparatid** oder **Abaloparatid**.

Glukokortikoid-induzierte Osteoporose

2

- Alle Medikamente müssen konsequent auf ihre Knochenschädlichkeit abgefragt werden. Bei vorliegenden Interaktionen mit dem Knochen reichen häufig einfache Maßnahmen zur Prävention eines Knochenschadens: knochenfreundliche Ernährung, Rauchen einstellen, körperliche Aktivität und Vitamin D-Gabe.
- Glukokortikoide (GC) werden immer noch häufig verschrieben: bis zu 5 % der postmenopausalen Frauen nahmen in den letzten 2 Jahren GC ein. Der Glukokortikoid-induzierte Knochenverlust ist die häufigste sekundäre Osteoporose.
- Bei 30–50 % der Patienten unter Langzeit-GC-Gabe treten Frakturen auf. Eine schwerwiegende Komplikation stellen Osteonekrosen dar.
- Die Wirkung der Glukokortikoide auf das Knochengewebe ist umfassend. Betroffen sind Osteoblasten, Osteozyten, Osteoklasten, Chondrozyten, Adipozyten und intraossäre Blutgefäße. Glukokortikoide vermindern die Knochenfestigkeit stärker als die Knochenmasse.
- Prävention und Therapie der Glukokortikoid-induzierten Osteoporose sind effektiv und umfassen körperliche Aktivität, Kalzium und Vitamin D sowie eine antiresorptive oder osteoanabole Substanz. Therapiebeginn sollte möglichst früh erfolgen.

© Der/die Autor(en), exklusiv lizenziert an Springer-Verlag GmbH, DE, ein Teil von Springer Nature 2026
R. Bartl, *Medikamenten-induzierte Osteoporose*, essentials,
https://doi.org/10.1007/978-3-662-73565-7_2

Klinik der Glukokortikoid-induzierten Osteopathie (GIO)

Eine Vielzahl unterschiedlicher Medikamente greift als „Nebenwirkung" in den Knochenstoffwechsel und -umbau ein und verursacht progressiven Knochenschwund, Mineralisationsstörungen und Osteonekrosen (Tab. 2.1). Diese Formen der Knochenschädigung werden bisher als Arzneimittelnebenwirkung in Klinik und Praxis noch zu wenig beachtet und erst recht nicht mit den Patienten besprochen. Präventive Maßnahmen werden vor Einsatz des Medikamentes nicht bedacht und selbst bei Auftreten der Knochenschäden werden therapeutische Strategien nur mangelhaft umgesetzt.

> Alle Medikamente müssen auf ihre Knochenschädlichkeit abgefragt werden! **Osteoporose**, **Osteomalazie** und **Osteonekrosen** sind die wichtigsten Formen der „Nebenwirkungen" am Knochen.

Auch die Frakturheilung mit ihrem komplexen, phasenhaften Ablauf kann durch zahlreiche Medikamente negativ beeinflußt werden und bedarf einer Kon-

Tab. 2.1 Medikamente mit erhöhtem Risiko für Osteoporose und Frakturen (alphabetische Liste)

Aluminium Antazida
Antibiotika
Antikonvulsiva
Aromatase Inhibitoren
Chemotherapeutika
Cumarine
Glukokortikoide
GnRH Agonisten
Heparine
Immunsuppressiva
Isoniazid
Lithium
Protonenpumpenhemmer
Schilddrüsenhormone
Schleifendiuretika
Tamoxifen (bei prämenopausalen Frauen)

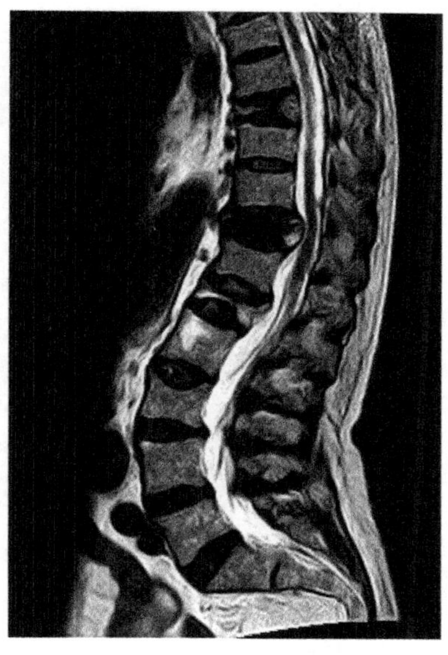

Abb. 2.1 Gesamtdarstellung der Wirbelsäule mit multiplen Frakturen unter langjähriger Kortisontherapie, MRT

trolle. Die Glukokortikoid-induzierte Osteoporose ist die häufigste sekundäre und iatrogene Osteoporoseform, von der bei einer Langzeittherapie 30–50 % der Patienten betroffen sind (Van Staa et al. 2002). Sie manifestiert sich bevorzugt am trabekulären Knochen, sodaß bevorzugt Frakturen der Wirbelkörper (Abb. 2.1), des Oberschenkelhalses, des Beckens (Abb. 2.2) und der Rippen auftreten. Bei der steroidinduzierten Osteoporose liegt in der Regel eine exogene medikamentöse Zufuhr von Kortisonderivaten vor, differentialdiagnostisch muß aber ein endogenes Cushing-Syndrom **(Morbus Cushing)** als Ursache der Osteoporose ausgeschlossen sein. Häufig trägt auch die mit Glukokortikoiden behandelte Krankheit selbst zur Osteoporose bei, so bei Morbus Crohn, rheumatischen Erkrankungen, Kollagenosen, Transplantationen, Asthma bronchiale, malignen Lymphomen und beim multiplen Myelom.

Unter einer **Steroidlangzeittherapie** über mehrere Jahre erleiden ungefähr 50 % der Patienten eine manifeste Osteoporose. Besonders empfindlich reagieren Kinder, junge Männer und postmenopausale Frauen. Bekannt ist auch eine genetische Prädisposition.

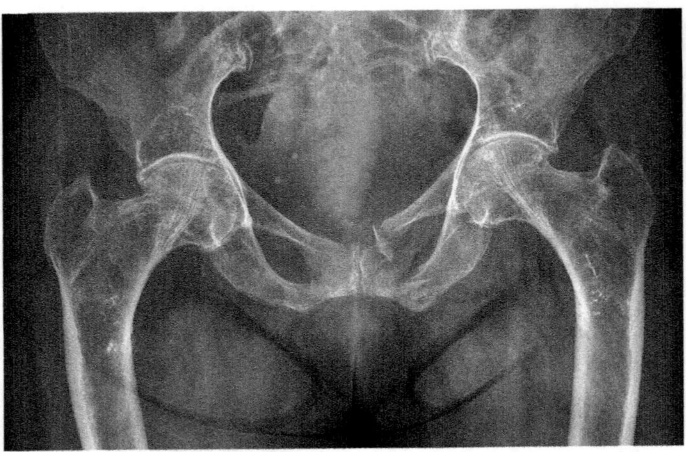

Abb. 2.2 Massive Osteoporose mit Beckenfraktur links unter Langzeittherapie mit Glukokortikoiden

Bei Kindern kommen häufig eigenartige Deformierungen der Wirbelkörper hinzu, die sie im Röntgenbild niedriger als die benachbarten Bandscheiben erscheinen lassen und eine der Ursachen des unter einer Glukokortikoidmedikation oder bei einem Morbus Cushing auftretenden Minderwuchses sind. In Einzelfällen mag eine „Kortisonempfindlichkeit" eine Rolle spielen, dabei sind jedoch unterschiedliche Ausgangsbedingungen zu berücksichtigen. Empfehlenswert ist daher die Durchführung einer Ausgangsmessung der Knochendichte, um das weitere Risiko besser abschätzen zu können. Diese Osteoporoseform zeigt folgende **Besonderheiten** (Van Staa et al. 2002):

- Sie tritt als manifeste Osteoporose bei 30–50 % der Patienten mit Glukokortikoid-Langzeitbehandlung auf.
- Eine Dosierung von >20 mg/d Prednison-Äqhivalent ist für den Knochen besonders toxisch.
- Glukokortikoide beeinträchtigen sowohl die Knochenmasse als auch die Knochenqualität.
- Der trabekuläre Knochen ist besonders betroffen. Frakturen treten daher bevorzugt im Bereich der Wirbelkörper, Rippen und Oberschenkel auf.
- Es liegt ein besonders rascher Knochenverlust („very high turnover", „fast looser") vor. Im ersten Jahr können Spitzenknochenverluste von mehr als 20 % auftreten.

Abb. 2.3 Ausgedehnte Humeruskopfnekrose an der Epiphysen-Metaphysengrenze unter hochdosierter Glukokortikoidtherapie, Mazerationspräparat. Mit freundlicher Genehmigung des Springerverlages, J. Franzen, Handbuch der medizinischen Radiologie V/1. Springer Heidelberg, 1976.

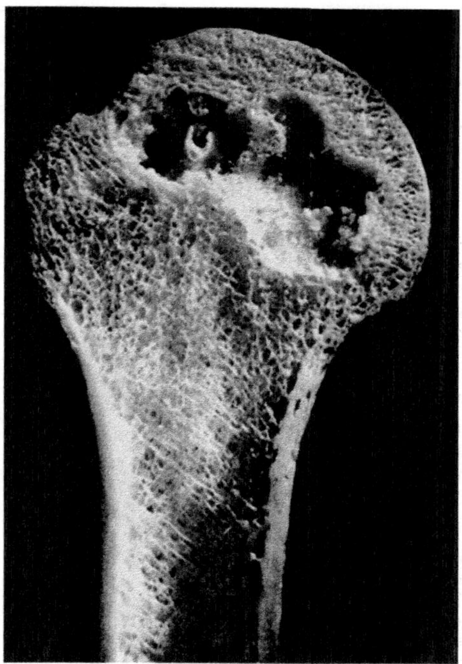

- Der Knochenverlust ist in den ersten 6–12 Monaten mit 20 % besonders hoch.
- Avaskuläre Nekrosen sind eine charakteristische und schwere Komplikation des Hyperkortisolismus. Sie treten bevorzugt am Femurkopf, an den Femurkondylen und am Humeruskopf auf (Abb. 2.3).

Pathogenese der Glukokortikoid-induzierten Osteopathie

Die **Wirkung** der Glukokortikoide auf den Knochen und die Muskulatur ist multifaktoriell (Abb. 2.4):

- Hemmung der der Knochenformation und Osteoblastenfunktion,
- verminderte Proliferation der Osteoblasten,
- erhöhte Apoptose der Osteoblasten,
- Steigerung der Osteoklastenfunktion,
- Stimulierung des RANK-Liganden und Hemmung von Osteoprotegerin,

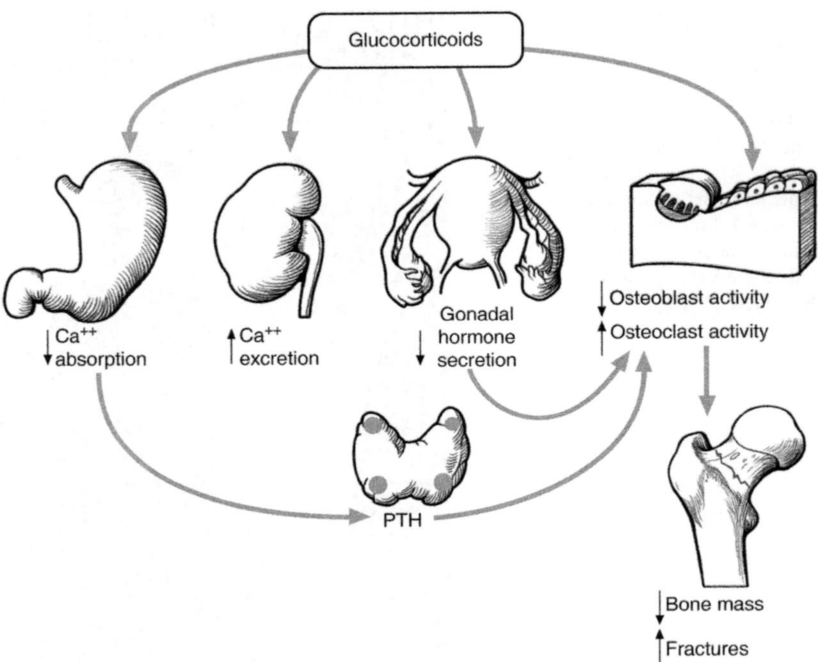

Abb. 2.4 Wirkungen der Glukokortikoide auf die Kalzium-Homöostase, den Knochenumbau und die Knochenmasse

- verminderte Apoptose der Osteoklasten,
- direkt schädigender Effekt auf die Osteozyten,
- Atrophie intraossärer Blutgefäße,
- verminderte intestinale Kalziumresorption,
- gesteigerte renale Kalziumausscheidung,
- Steigerung der Parathormonsekretion,
- verminderte Sekretion gonadaler Steroide,
- Hemmung der Wachstumshormonsekretion,
- Verminderung der Kalzitoninsekretion,
- Verminderung der Knochenumbaueinheiten,
- Entstehung von aseptischen Knochennekrosen,
- Steigerung der Produktion von Kollagenasen und
- Verlust der Muskelmasse und erniedrigte Sxualhormone.

Folgende **Interaktionen** der Glukokortikoide mit anderen Faktoren sind zusätzlich für die Pathogenese bedeutsam:

- erhöhte Sensitivität der Osteoblasten auf PTH und $1,25\ (OH)_2D$,
- verminderte Produktion von Prostaglandin E,
- verminderte lokale Produktion von IGF-1,
- Beeinflussung der IGF-bindenden Proteine,
- verminderte biologische Wirkung von IGF-1,
- erhöhte Produktion von Kollagenasen.

Als **Faustregel** gilt, dass bei einer Therapiedauer von mehr als 6 Monaten und einer Dosis von mehr als 7,5 mg Prednisonäquivalent/Tag ein relevanter Knochenschwund zu erwarten und eine antiresorptive Therapie indiziert ist (Abb. 2.5). Bei höherer Dosierung kann der Verlust bis zu 15 % pro Jahr und mehr betragen.

Bei der **Glukokortikoidgabe** sollte man mit Blick auf den Knochen folgende Regeln beachten:

- Austestung der niedrigsten effektiven Dosis,
- Beachtung einer möglichst kurzen Therapiedauer zur Vermeidung einer Atrophie der Nebennierenrinde,
- Verwendung von Glukokortikoiden mit möglichst kurzer Halbwertszeit,
- Eine langjährige Anwendung (>7 Jahre) von Inhalationssprays führen zu einem Knochendichteverlust von 10 %
- Lokal applizierbare Glukokortikoide (Creme, Spray) haben dagegen nur einen geringen Effekt auf die Knochendichte.,
- Betonung der körperlichen Aktivität und des Muskeltrainings.
- Nach Absetzen der Glukokortikoide kommt es wieder zu einer Normalisierung der Knochendichte.
- Intermittiert und kurzzeitig verabreichte hohe Dosen von Glukokortikoiden (z. B. Dexamethason) in der Onkologie führen nur zu einen geringen Knochenschaden.

Abb. 2.5 Progressiver
Knochenschwund unter
Glukokortikoid-Therapie.
Auswertung von 10 Studien.
(Modifiziert nach Van Staa
et al. (2002), Saag
et al. (2017))

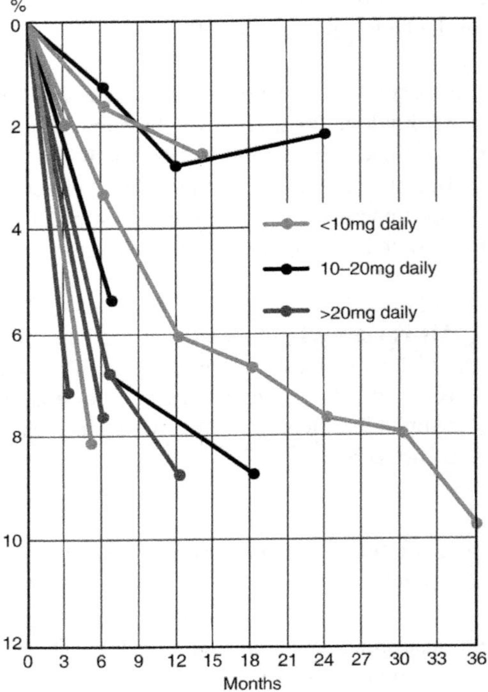

Therapie der Glukokortikoid-induzierten Osteoporose

Bei der glukokortikoidinduzierten Osteoporose kommt die gleiche Therapie wie
bei der postmenopausalen Osteoporose zur Anwendung. Inzwischen liegen Leit-
linien auch für diese Form der Osteoporose vor:

- körperliche Aktivität und gezieltes Muskeltraining,
- Kalzium- und Vitamin-D-Zufuhr (1500 mg/d Kalzium und 2000–3000 IE/d Vitamin D_3),
- Behandlung eines evtl. steroidinduzierten Diabetes mellitus,
- Behandlung eines bestehenden oder unter Behandlung aufgetretenen Hypogonadismus,
- antiresorptive Therapie mit einem modernen intravenösen Bisphosphonat („first
  line" Therapie, Zoledronat), Therapiebeginn bereits ab einem T-score von −1,5.

Große randomisierte und plazebokontrollierte Studien mit Alendronat, Risedronat und Zoledronat belegen die Effektivität dieser Bisphosphonate. In Fällen mit Resorptionsstörungen (z. B. Morbus Crohn) oder im Rahmen einer Transplantation ist die i. v. Applikation von BP in vierteljährlichen (Ibandronat) oder jährlichen (Zoledronat) Abständen vorzuziehen. Bei Patienten mit Niereninsuffizienz steht Denosumab zur Verfügung. Auch der Einsatz von Teriparatid, Abaloparatid und wahrscheinlich auch von Romosozumab zeigt eine Steigerung der Knochendichte und eine Reduzierung des Frakturrisikos bei Patienten mit GIO (Saag et al. 2009, 2017).

Zu Beginn einer Kortikoidlangzeittherapie sollte die Knochendichte mittels DXA an der Lendenwirbelsäule und am Femur gemessen werden, um das Ausgangsrisiko abschätzen zu können. In Abhängigkeit von der aktuellen Knochenmasse bietet sich folgende **Behandlungsstrategie** an:

- normale Knochendichte oder leichte Osteopenie (T-Score +2,0 bis −1,5) und ohne weitere zusätzliche Risikofaktoren: Kalziumreiche Kost und Vitamin D, Muskeltraining. DXA-Kontrolle in halbjährigen Abständen,
- ausgeprägte Osteopenie oder Osteoporose (T-Score < −1,5) oder osteoporotische Fraktur(en), unabhängig vom Lebensalter: zusätzlich ein für diese Indikation zugelassenes stickstoffhaltiges Bisphosphonat: Alendronat, Risedronat oder Zoledronat. Alternativ stehen Denosumab, Teriparatid, Abaloparatid und Romosozumab zur Verfügung.

> Der systemische orale Einsatz von Glukokortikoiden ist die wichtigste Ursache einer sekundären Osteoporose! Aber auch Kortisonsprays können Osteoporose verursachen – alles eine Frage von Dosis und Dauer!

Literatur

Saag K, Zanchetta J, Devogelaer J et al (2009) Effects of teriparatide versus alendronate for treating glucocorticoid-induced osteoporosis: thirty-six-month results of a randomized double-blind, controlled trial. Arthritis Rheum 60:3346–3355

Saag K, Petersen J, Brandi M et al (2017) Romosozumab or alendronate for fracture prevention in women with osteoporosis. N Engl J Med 377:1417–1427

Van Staa T, Leufkens H, Cooper C (2002) The epidemiology of corticosteroid-induced osteoporosis: a meta-analysis. Osteoporos Int 13:777–787

Transplantations-induzierte Osteoporose 3

- Das Frakturrisiko nach einer Nierentransplantation ist 4mal höher als bei einer vergleichbaren gesunden Population. Besonders betroffen sind die Wirbelkörper von Frauen mit Diabetes mellitus als Empfänger (Angaben bis zu 160fach!).
- Bei Patienten, die für eine Transplantation vorgesehen sind, soll eine DXA-Messung durchgeführt und falls nötig noch vor der Transplantation mit einer medikamentösen Therapie begonnen werden.
- Nach einer Knochenmarktransplantation kommt es im ersten Jahr zu einer Abnahme der Knochendichte um 1 SD Z-Score wobei die größten Verluste in den ersten 6 Monaten auftreten.
- Etwa 10 % Verlust der Knochenmasse ist bedingt durch den Einsatz von Glukokortikoiden und anderen Immunsuppressiva. Das Ausmaß des Knochenschwunds korreliert mit der kumulativen Glukortikoiddosis.
- Bei Patienten mit Nieren- oder Lebertransplantaten kommt neben des Verlustes an Knochenmasse noch eine Mineralisationsstörung hinzu („Osteoporomalazie").
- Wegen des gesteigerten Knochenabbaus sind intravenöse Bisphosphonate in Kombination mit aktiven Vitamin D-Metaboliten (Calcitriol) die Therapie erster Wahl.
- Bei Patienten mit Herztransplantation wirkt sich die verminderte körperliche Aktivität vor und nach Transplantation zusätzlich ungünstig auf die Knochenmasse aus.

R. Bartl, *Medikamenten-induzierte Osteoporose*, essentials, https://doi.org/10.1007/978-3-662-73565-7_3

Pathogenese, Risikofaktoren und Diagnostik der Transplantationsosteoporose

Die Transplantationszahlen solider Organe wie Niere, Leber, Herz, Lunge und Pankreas nehmen stetig zu. Wichtiger als die Zahl ist aber der deutliche Anstieg der Überlebenszeiten dieser Patienten: die 1-Jahres-Überlebenszeit beträgt 98 % bei der Niere, 87 % bei der Leber und 69 % beim Herzen. Ein weiterer Fortschritt war die Einführung des Cyclosporins, später Tacrolimus, in den 1980er-Jahren in die Transplantations-Immunologie. Diese Form der Immunsuppression erlaubte eine massive Reduktion der Glukokortikoide und damit einen Rückgang der Glukokortikoid-induzierten Osteoporose. In den folgenden 20 Jahren wurde aber klar, daß die transplantierten Patienten trotz der reduzierten Anwendung von Glukokortikoiden weiterhin an Osteoporose und Frakturen leiden. Die steigenden Zahlen transplantierter Patienten und die längeren Überlebenszeiten verstärkten die Bedeutung dieses Problems.

> Die Hälfte der transplantierten Patienten leidet später an manifester Osteoporose mit Frakturen, die die Lebensqualität und Mobilität deutlich einschränken und die Mortalität (unnötigerweise!) erhöhen.

Die **Pathogenese** der „Transplantationsosteoporose" ist komplex und nur teilweise verstanden. Insbesondere Effekte der Chemotherapie /Bestrahlung als auch Effekte des „stromal cell compartments" des Knochenmarks sind für den Knochenschwund verantwortlich. Allgemeine Risikofaktoren (Inaktivität, Vitamin-D-Mangel, Menopause, Hypogonadismus, Sarkopenie, Alkohol und Nikotin) und verschiedene Medikamente (Diuretika, Antikoagulanzien, Glukokortikoide) sind bei Kandidaten für Transplantationen vielfältig anzutreffen. Hinzu kommt, dass das erkrankte Organ (z. B. Niere, Leber, Herz) bereits viele Jahre vorher den Knochen geschädigt hat. So leiden bereits 10–15 % der Patienten, die auf ein solides Organ (Niere, Herz. Leber, Lunge) warten, bereits an Osteoporose. Biochemische Marker des Knochenumbaus sind in der Prätransplantationsphase stets erhöht.

Risikofaktoren für Knochenschwund bereits vor Transplantation sind:

- **Niere**: Malabsorption, Schleifendiuretika, Glukokortikoide, sekundärer HPT, adyname Osteopathie, chronische metabolische Azidose, Hypogonadismus
- **Leber**: Alkoholismus, primär biliäre Zirrhose, Hypogonadismus, gestörter Vitamin D-Metabolismus, Glukokortikoide

- **Herz**: Vitamin D-Mangel, sekundärer HPT, körperliche Inaktivität, Heparin, Cumarine, Schleifendiuretika, Rauchen, Alkoholismus, Hypogonadismus
- **Lunge**: Rauchen, zystische Lungenfibrose, körperliche Inaktivität, respiratorische Azidose, Hypogonadismus, Hypoxie, Vitamin D-Mangel, Glukokortikoide,
- **Pankreas**: Typ 1 Diabetes mellitus.
- **Knochenmark**: vorausgehende chronische Erkrankungen wie myelodysplastisches Syndrom, myeloproliferative Erkrankungen, Chemotherapien.

Die entscheidende Rolle bei der Entstehung von Frakturen kommt aber der **Immunsuppression** mit Glukokortikosteroiden, Cyclosporinen (CsA) und Tacrolimus (FK 506) zu (z. B. erhöhte Expression von IL-1). Einige Studien belegen, daß FK506 weniger Knochenschwund als CsA verursacht. Es bleibt aber unklar, ob FK506 gegenüber CsA mit einem geringeren Frakturrisiko verbunden ist. Bei den meisten Organtransplantationen (Ausnahme Knochenmark) müssen Immunsuppressiva lebenslang gegeben werden. Dabei wird die Steuerung des Knochenumbaus durch das Immunsystem (betroffen vor allem CD4-, CD8- T-Zellen und B-Zellen) unterbunden. Die Folge ist ein jahrelang gesteigerter Knochenabbau durch eine erhöhte RANKL- und verminderte OPG-Produktion. Vor allem im ersten Posttransplantationsjahr ist der Knochenschwund besonders ausgeprägt. Folgende **pathogenetische Faktoren** sind also für die Transplantations-Osteoporose entscheidend:

- vorbestehende Osteopenie/Osteoporose,
- vorbestehende Chemotherapie,
- immunsuppressive Medikamente,
- Kalzium- und Vitamin-D-Mangel,
- Hypogonadismus,
- Bewegungsarmut und
- Mangelernährung.

Die Hälfte aller transplantierten Patienten entwickelt eine manifeste Osteoporose mit massiver Einschränkung der Lebensqualität. Bei der Knochenmarktransplantation kommt es im ersten Jahr zu einer Reduktion der Knochendichte um ca. 1 SD vor allem im Bereich des proximalen Femur, wobei die größten Verluste in den ersten 6 Monaten durch Immobilität und Immunsuppression auftreten. Drei Jahre nach Transplantation erreichen Wirbelfrakturen mit 30–40 % einen Höhepunkt (Ebeling et al. 1999). Bei hohen Dosen von Glukokortikoiden muß stets auf das mögliche Auftreten von multiplen **avaskulären Nekrosen** geachtet werden

Abb. 3.1 Ausgedehnte Osteonekrosen im Knie-bereich unter hochdosierter Kortisnotherapie, MRT

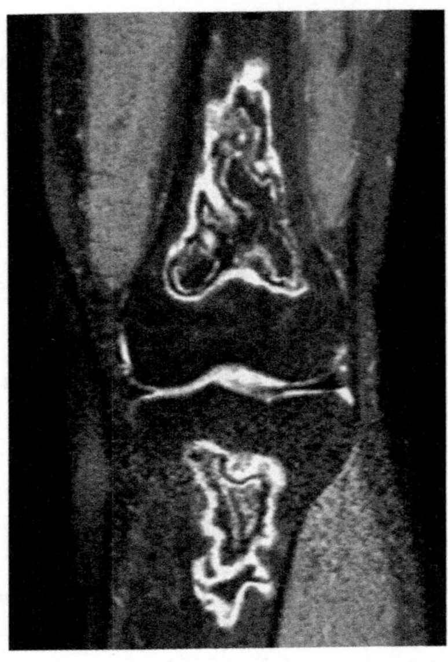

(Abb. 3.1). Diese treten in 10–20 % der Patienten mit Knochenmarktransplantation („allo-SCT") auf, mit einem Median von 12 Monaten nach der Transplantation. Der wichtigste Risikofaktor ist die hochdosierte Glukokortikoidtherapie im Rahmen einer chronischen GVH-Reaktion. Ursächlich kommen die gesteigerte Apoptose der Osteoblasten und ein Defizit an Knochenmarkstroma-Stammzellen nach Transplantation in Frage. Hinzu kommt eine massive Reduzierung der Knochenmark-Stammzellen und der Stromazellen durch die vorausgehende myeloablative Chemotherapie. Die vermehrte Ausschüttung von Zytokinen im Rahmen der Chemotherapie stimuliert die Kochenresorption und hemmt die Knochenformation. Ein dramatischer Knochenschwund tritt vor allem am proximalen Femur in den ersten 12 Monaten nach allogener Stammzelltransplantation auf.

Die skelettale **Diagnostik** der Kandidaten für eine Organtransplantation umfaßt:

- Bei allen Kandidaten wird eine ausführliche Anamnese und körperliche Untersuchung, eine DXA-Knochendichte der LWS und Hüfte sowie Röntgenbilder in 2 Ebenen von Brust- und Lendenwirbelsäule durchgeführt.
- Bei meßtechnischer Osteoporose oder bei Vorliegen vertebraler und/oder nicht-vertebraler Frakturen folgt eine Labordiagnostik (Serum): Kreatinin, GFR, Elektrolyte, PTH, 25-OH-Vitamin D und Schilddrüsenwerte. Beim Mann zusätzlich Testosteron und PSA.

- Bereits bei Vorliegen einer Osteopenie mit Risikofaktoren ist eine medikamentöse Osteoporosetherapie mit einem Bisphosphonat plus Vitamin D-Gabe in Betracht zu ziehen.

Therapie der Transplantationsosteoporose

Die bisherigen Erfahrungen zeigen, dass bereits Jahre vor der Transplantation und vor allem bei Patienten, die in eine Warteliste für Organtransplantation aufgenommen werden, eine Knochendichtemessung (DXA LWS und Hüfte) zur Abschätzung des Risikos durchgeführt und wenn nötig eine konsequente Therapie begonnen werden soll. Damit kann bereits in der Vorphase der Knochenschwund kompensiert werden. In der Posttransplantationsphase ist mit einem Knochenschwund von bis zu 20 % zu rechnen, mit Betonung des trabekulären Knochens der Wirbelkörper und des Femurhalses. Patienten mit Leber-, Herz-, Lungen- und Knochenmarktransplantationen haben einen besonders hohen Knochenverlust. Wegen des gesteigerten Knochenabbaus sind intravenöse **Bisphosphonate** in Kombination mit **aktiven Vitamin-D-Metaboliten** (Calcitriol) erste Wahl. Eine Metaanalyse zeigte, daß eine Bisphosphonattherapie im ersten Jahr nach Transplantation die Frakturrate um 50 % und die Rate von Wirbelkörperfrakturen sogar um 76 % senkt (Stein et al. 2011). Vor allem Zoledronat führte zu einer signifikanten Zunahme der Knochendichte an LWS und Femur (D'Souza et al. 2006). Denosumab bietet sich bei Patienten mit Niereninsuffizienz an, eine Anpassung der Dosis an den Grad der Niereninsuffizienz ist dabei nicht nötig. Bei Patienten mit transplantierter Niere unter Denosumab ist allerdings die Hypokalzämie eine relevante Nebenwirkung. Ein enges Monitoring des Kalziumwertes im Serum ist daher sinnvoll.

Bereits vor Transplantation sollen die Patienten auf das Vorliegen einer Osteoporose mit der DXA-Methode untersucht und wenn nötig behandelt werden. Stickstoffhaltige intravenöse Bisphosphonate sind die Medikamente der ersten Wahl. Eine Präventionstherapie muß unmittelbar nach, noch besser vor Transplantation erfolgen, da in den ersten Monaten nach Transplantation die größten Knochenverluste und am häufigsten Frakturen auftreten. Bereits bei Nachweis von osteopenischen Werten wird eine antiresorptive Osteoporosetherapie empfohlen. Bei Langzeit-Patienten mit Organtransplantation empfiehlt sich eine jährliche DXA-Messung und die Bestimmung des Vitamin-D (bei Männern auch Testosteron) im Serum. Eine BP-Therapie ist bereits bei Nachweis einer Osteopenie mit Risikofaktoren zu erwägen.

Zusätzlich sollte bei Mangel gonadaler Hormone Substitution mit Östrogen bzw. Testosteron erfolgen. Kalzium- und proteinreiche Ernährung, gezielte Gymnastik (Muskeltraining) und psychische Betreuung (Depression, Angst vor Rezidiv, Blutung, Infektion und Abstoßungsreaktion) sind zusätzliche nützliche Maßnahmen für gesunden Knochen nach der Transplantation. Patienten mit schmerzhaftem Knochenmarködem oder mit der Frühform einer avaskulären Nekrose (vor allem unter hochdosierter Glukokortikoid-Therapie) reagieren rasch auf intravenöse Bisphosphonate (Cohen and Shane 2003, Cohen et al. 2004)!

> Bei früher Vorsorge, Diagnostik und Therapie ist die Transplantationsosteoporose heute vermeidbar und gut behandelbar (Stein et al. 2011)!

Literatur

Cohen A, Shane E (2003) Osteoporosis after solid organ and bone marrow transplantation. Osteoporos Int 14:617–630

Cohen A, Sambrook P, Shane E et al (2004) Management of bone loss after organ transplantation. J Bone Mineral Res 19:1919–1932

D'Souza A, Grigg A, Szer J et al (2006) Zoledronic acid prevents bone loss after allogeneic haematopoietic stem cell transplantation. Int Med J 36:600–603

Ebeling P, Thomas D, Erbas B et al (1999) Mechanism of bone loss following allogeneic and autologous hematopoietic stem cell transplantation. J Bone Miner Res:343–350

Stein E, Ortiz D, Jin Z et al (2011) Prevention of fractures after solid organ transplantation: a meta-analysis. J Clin Endocrinol Metab 96:3457–3465

Tumortherapie-induzierte Osteoporose

4

> - Jede Chemotherapie, die einen Hypogonadismus erzeugt, führt zu einer sekundären Osteoporose.
> - Bei Sexualhormon-abhängigen Neoplasien wie das Mamma- und Prostatakarzinom ist der Hypogonadismus Teil der Behandlungsstrategie.
> - Die Aromatasehemmer der 3. Generation hemmen bei postmenopausalen Frauen das Östrogen im Serum um weitere 80–90 %.
> - Die antiandrogene Therapie beim Prostatakarzinom verursacht eine Zunahme des Frakturrisikos um 50 %.
> - Therapieprotokolle bei hämatologischen Neoplasien beinhalten häufig Glukokortikoide, die zu einer sekundären Osteoporose beitragen.

Jede Chemotherapie, die einen sekundären Hypogonadismus erzeugt, kann zu einer schweren Osteoporose führen. Zwei Tumorgruppen werden unterschieden:

- **Sexualhormon-abhängige Neoplasien** wie Brust- oder Prostatakrebs. In diesen Fällen ist der Hypogonadismus Teil der Behandlungsstrategie, eine Substitutionstherapie verbietet sich daher.
- **Sexualhormon-unabhängige Neoplasien** wie z. B. Morbus Hodgkin und andere maligne Lymphome. In diesen Fällen ist der Hypogonadismus eine unerwünschte Nebenwirkung, eine spätere Substitution mit Sexualhormonen ist daher möglich.

© Der/die Autor(en), exklusiv lizenziert an Springer-Verlag GmbH, DE, ein Teil von Springer Nature 2026
R. Bartl, *Medikamenten-induzierte Osteoporose*, essentials,
https://doi.org/10.1007/978-3-662-73565-7_4

Therapie des Mammakarzinoms

Prämenopausale Patienten mit Brustkrebs entwickeln eine irreversible Insuffizienz der Ovarien innerhalb des ersten Jahres der Chemotherapie. Innerhalb von 2 Jahren Chemotherapie nimmt die Knochendichte der Lendenwirbelsäule um 8–10 % und der Hüfte um 4–6 % ab. Bei gleichzeitiger Gabe stickstoffhaltiger Bisphosphonate kann der Knochenschwund weitgehend vermieden werden. Bei Östrogenrezeptor-positiven Tumoren ist die Ovarinsuffizienz Teil der Behandlungsstrategie. Dies wird erreicht durch **Gonadotropin-Releasing-Hormon-Analoge (GnRH)**, Aromatasehemmer und Östrogen-Antagonisten. Diese Antihormontherapie beinhaltet ein hohes Osteoporoserisiko.

Tamoxifen, ein synthetisches Anti-Östrogen, hat zwar einen antiresorptiven Effekt auf den Knochen, kann aber das Fehlen der Östrogenstimulation auf die Knochenneubildung nicht ausgleichen. So wurde vor allem bei prämenopausalen Frauen ein Knochenschwund unter Tamoxifen beobachtet. **Aromatasehemmer** unterdrücken die Östrogenspiegel um 80–90 % durch Hemmung der Aromatase, ein Enzym, das verantwortlich ist für die Synthese des Östrogens aus androgenen Vorstufen. Im Gegensatz zu Tamoxifen haben die meisten Aromatasehemmer keinen positiven Effekt am Knochen. Vor allem die nichtsteroidalen Aromatasehemmer der dritten Generation besitzen ein hohes Osteoporoserisiko, bedingt durch eine ausgeprägte Senkung der Östrogenspiegel im Blut und durch eine Stimulation des Knochenumbaus. Die Kurzzeitgabe von **Letrozol** führte in Studien zu einer deutlichen Zunahme der Knochenresorptionsmarker. Die adjuvante Therapie mit **Anastrozol** zeigte eine deutlich höhere Frakturrate als eine Therapie mit Tamoxifen (**ATAC**-Studie). Der steroidale Aromatasehemmer **Exemestan** verursacht nur einen geringen Knochenschwund (Abb. 4.1). Die intravenöse Gabe von Zoledronat hat sich in Studien zur Prävention des Knochenschwunds bei Patienten unter Aromatasehemmern bewährt.

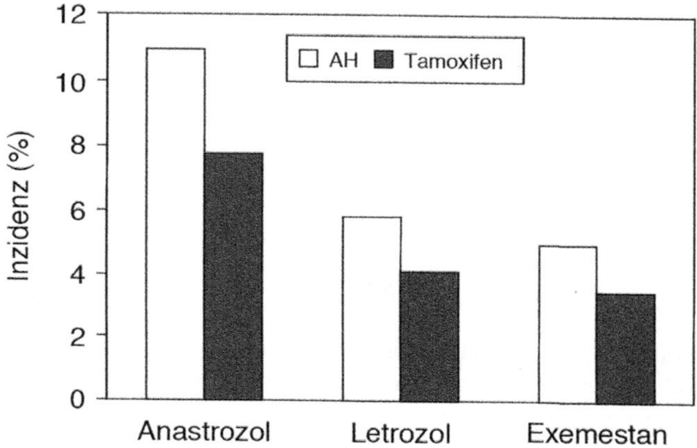

Abb. 4.1 Inzidenz von Frakturen in Therapiestudien mit Aromatasehemmern (AH). Vergleichbare Risikozunahmen (35–45 %) bei allen 3 AH. Die Unterschiede in den absoluten Inzidenzwerten erklären sich durch die unterschiedlichen Beobachtungszeiten. Modifiziert nach E. McCloskey 2006

Therapie des Prostatakarzinoms

Das Erreichen eines Hypogonadismus ist Therapieziel, insbesondere bei allen Formen einer Metastasierung und bei Vorliegen eines hohen postoperativen PSA-Wertes. Mögliche Therapieformen sind Orchidektomie, GnRH-Analoge und Anti-Androgene. Diese Patienten haben ein hohes Risiko Osteoporose zu entwickeln, wobei die entsprechenden diagnostischen und therapeutischen Maßnahmen wie bei Patientinnen mit Mammakarzinom zu empfehlen sind. Bis zu 70 % der Patienten mit Prostatakarzinom weisen aufgrund des hohen Lebensalters bereits eine Osteoporose auf, die zu Frakturen und Knochenschmerzen neigt. Die sekundäre Osteoporose erhöht das Frakturrisiko von Oberschenkel und Wirbelkörper um das 12fache. Das Ausmaß des Knochenschwundes ist mit der Dauer der Therapie assoziiert. Bezüglich des therapeutischen Einsatzes von Bisphosphonaten beim fortgeschrittenen Prostatakarzinom (PCA) bestehen derzeit 4 **Indikationsbereiche:**

- **Prävention von Osteoporose** und osteoporosebedingten ossären Komplikationen unter antiandrogener Therapie
- **Prävention skelettaler Komplikationen** durch Knochenmetastasen bei PCA
- **Palliative Schmerztherapie** ossärer Metastasen beim hormonrefraktären PCA
- **Prävention der Ausbildung von ossären Metastasen** bei Patienten mit hohem Rezidivrisiko.

Therapie der malignen Lymphome

Therapieinduzierter Hypogonadismus bei malignen Lymphomen stellt die größte Gruppe nicht-hormonabhängiger Neoplasien. Irreversible Ovarinsuffizienz und früher Eintritt der Menopause werden bei ungefähr 30–60 % der Frauen nach Strahlen- und intensiver Chemotherapie induziert.

Therapieprotokolle mit direkter Wirkung auf den Knochen Viele Protokolle in der Onkologie enthalten Substanzen, die bei systemischer Anwendung das Knochengewebe toxisch schädigen und Osteoporose verursachen. Das Ausmaß der Schädigung und des Knochenschwundes hängt wesentlich von den Intervallen der Chemotherapiezyklen ab.

Patienten mit malignen Lymphomen und multiplem Myelom erhalten Chemotherapien mit hohen Dosen von **Glukokortikoiden.** Patienten ohne Hypogonadismus zeigen selbst bei hohen kumulativen Dosen von Prednison nur einen geringen Knochenschwund. Eine mögliche Erklärung mag die relativ kurze Therapiedauer sein. Eine effektive Therapie des Myeloms mit Prednison reduziert zudem das Ausmaß der Knocheninfiltration durch Plasmazellen und hemmt damit die Ausschüttung Osteoklasten-stimulierender Faktoren.

Viele Zytostatika sind bisher auf ihre mögliche knochenschädigende Wirkung nicht untersucht worden. Eine Ausnahme stellt das **Methotrexat** dar, das auch bei der rheumatoiden Arthritis eingesetzt wird („Methotrexat-Osteopathie"). Studien haben eine erhöhte Knochenresorption sowie eine verminderte Knochenneubildung gezeigt, gemeinsam mit einer hohen renalen Ausscheidung von Kalzium. Eine der direkten Ursachen für eine Knochenschädigung scheint die Hemmung der Rekrutierung von Osteoblastenvorstufen zu sein. Kinder, die mit Methotrexat behandelt werden (z. B. bei akuter lymphatischer Leukämie), sind besonders gefährdet. Nach Absetzen der Methotrexat-Therapie ist die Osteopenie vor allem bei Kindern noch reversibel.

Die alkylierende Substanz **Ifosfamin** wird in Kombination mit Cisplatin bei soliden Tumoren eingesetzt. Sie verursacht dosisabhängig eine reversible oder dauernde Schädigung der proximalen Nierentubuli, mit der Folge einer metabolischen Azidose, eines Verlustes von Phosphat und einer Hyperkalziurie. Diese komplexe Störung des Knochenstoffwechsels führt zum klinischen Bild einer Osteoporomalazie.

> Chemo- und Radiotherapie sind systemische und lokale Knochenräuber. Therapie-induzierter Hypogonadismus ist immer ein schwerwiegender Risikofaktor für Osteoporose – bei Frauen wie bei Männern!

Literatur

McCloskey E (2006) Effects of third-generation aromatase inhibitors on bone. European J Cancer 42:1044–1051

Antiepileptika-induzierte Osteopathie

5

- Studien belegen, daß sich bei jedem zweiten Patient mit Epilepsie langfristig eine medikamentös-induzierte Osteopathie entwickelt. Dabei sind Mischbilder von Osteoporose und Osteomalazie die Regel.
- Die Pathogenese der AED-induzierten Osteopathie ist komplex und betrifft vor allem den Vitamin D-Stoffwechsel, aber auch intestinale, renale und hormonale Störungen des Knochenstoffwechsels sind bekannt.
- Bei Patienten mit Epilepsie sollte initial vor Therapie die Knochendichte mittels DXA-Methode und der Vitamin D-Stoffwechsel im Serum abgeklärt werden.
- Neben der Prophylaxe sollte die medikamentöse Therapie der Osteopathie noch im meßtechnischen Bereich, also vor Auftreten einer Fraktur eingeleitet werden.

Klinik und Pathogenese der Antiepileptika-induzierten Osteoporose

Epilepsien gehören zu den häufigsten chronischen neurologischen Erkrankungen – mit einer Prävalenz von 4–10/1000 Personen in den entwickelten Ländern. Sie treten besonders häufig in der Kindheit und bei älteren Personen auf.

© Der/die Autor(en), exklusiv lizenziert an Springer-Verlag GmbH, DE, ein Teil von Springer Nature 2026
R. Bartl, *Medikamenten-induzierte Osteoporose*, essentials,
https://doi.org/10.1007/978-3-662-73565-7_5

Man kann davon ausgehen, dass heute fast alle Patienten mit symptomatischer Epilepsie – ungefähr 1 % der Gesamtbevölkerung – medikamentös behandelt werden. Da es sich in der Regel um eine Dauertherapie mit Antiepileptika (**antiepileptic drugs, AEDs**) über Jahrzehnte handelt, sind regelmäßige Kontrollen der Leber-, Nieren- und Knochenmarkfunktionen zur Früherkennung von Nebenwirkungen angezeigt und auch schon Standard. Auftreten von Knochenproblemen unter AEDs wurde dagegen lange Zeit als ein extrem seltenes Ereignis angesehen.

Selbst in neueren Lehrbüchern über Epilepsie wird die Nebenwirkung „Osteopathie" in der Regel nur bei „institutionalisierten, retardierten, neurologisch auffälligen Kindern und Jugendlichen mit schwer behandelbaren Epilepsien, die hochdosiert und meist mit einer Kombination behandelt wurden" als klinisch relevant angesehen. In einem weiteren Lehrbuch aus dem Jahre 2004 wird die Diskussion über die Ätiologie und klinische Relevanz der „osteopathia epileptica" noch kontrovers und unschlüssig geführt: „Auch die neuere Literatur bleibt kontrovers". Heute steht aber die Frage aufgrund der Studienlage an, ob bei einer Langzeittherapie mit AEDs auch der Knochen in ein Vorsorgeprogramm zur Früherkennung von Nebenwirkungen systematisch mitberücksichtigt werden soll (Bartl 2007).

An **pathogenetischen Mechanismen** der AED-induzierten Osteopathie sind folgende zu nennen:

- Erhöhter Abbau der Vitamin-D-Metaboliten in der Leber über die Induktion des CYP450-Systems bei Enzyminduktoren,
- Reduktion von insulin-like growth factor (IGF)-1 und IGF-binding protein 3 (IGFBP-3) bei Enzyminduktoren,
- Hemmung des Vitamin-K-Metabolismus bei Enzyminduktoren,
- verminderte intestinale Kalziumresorption,
- erhöhter renaler Kalzium- und Phosphatverlust (Valproat),

- erniedrigte Kalzitoninspiegel (z. B. unter Phenytoin),
- erhöhte Parathormonspiegel bei gehäuft auftretender Hypokalzämie,
- erhöhte Osteoklastenaktivität (sekundärer HPT, „High turnover"-Osteoporose),
- erniedrigte Osteoblastenaktivität mit negativer Knochenmassenbilanz,
- antiandrogene Wirkung mit erniedrigten Sexualhormonen,
- erhöhte Serumspiegel des sexualhormonbindenden Globulin,
- Institutionalisierung eines Patienten,
- erniedrigte Muskelkraft und Koordinationsstörungen (Sturzneigung),
- mangelhafte, kalzium- und vitaminarme Ernährung,
- verminderte Sonnenexposition sowie
- Anfallsneigung mit damit verbundener erhöhter Sturzneigung.

Die Literatur hinsichtlich des Langzeiteffekts von Antiepileptika (AEDs) auf die Knochengesundheit, die Knochendichte, den Vitamin-D-Stoffwechsel und das Frakturrisiko zeigt erhebliche methodische Einschränkungen der Studien. Trotz dieser Problematik ist klar zu erkennen, dass Patienten mit Epilepsie unter AEDs ein höheres Risiko für Knochenschwund, Mineralisationsstörungen und Frakturen aufweisen. Patienten unter AED-Langzeittherapie haben ein 2- bis 3-fach erhöhtes Frakturrisiko und 50 % (4–70 % in Studien) dieser Patienten weisen eine Osteopathie auf. Art, Dosierung und Dauer der antiepileptischen Therapie – und dies gilt für enzyminduzierende wie nicht enzyminduzierende Medikamente – bestimmen das Bild der Osteopathie. Davon sind die Enzyminduktoren Phenytoin, Primidon, Phenobarbital und Carbamazepin besonders gründlich hinsichtlich des Vitamin-D-Metabolismus untersucht worden. Knochenschwund wird aber auch ohne Nachweis eines Vitamin-D-Mangels beobachtet. Mischformen von Osteoporose und Osteomalazie sind besonders häufig zu beobachten und in einer differenzierten Therapie zu berücksichtigen (Abb. 5.1). Noch nicht beantwortet ist die Frage, ob den modernen AEDs, z. B. Lamotrigin, Gabapentin oder Levetiracetam, ein geringeres bzw. kein Osteopathierisiko zukommt (Tab. 5.1).

Abb. 5.1 Loosersche Um-
bauzone im medialen Bereich
des Femur als charakterisches
Zeichen einer Osteomalazie.

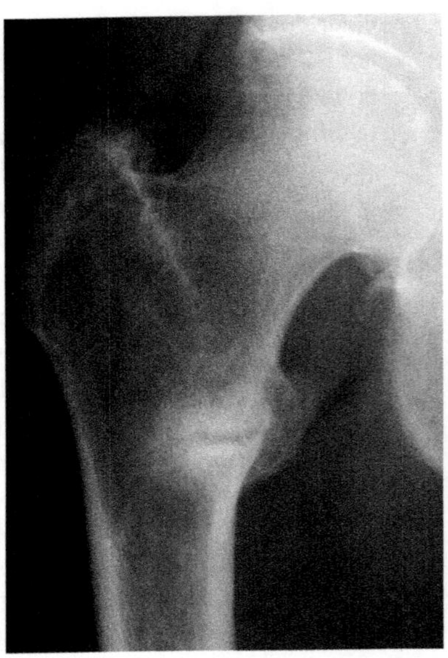

Tab. 5.1 Einige wichtige hinsichtlich knochenschädigender Wirkung untersuchte Antiepileptika (AED)

Antiepileptikum	Einführungsjahr	Handelsname (Beispiel)	Osteopathie bekannt
Carbamazepin	1963	Tegretal, Timonil	+++
Diazepam	1965	Valium	?
Gabapentin	1994	Neurontin	?
Lamotrigin	1993	Lamictal	?
Levetiracetam	2000	Keppra	?
Phenobarbital	1912	Luminal	+++
Phenytoin	1938	Phenhydan, Zentropil	+++
Primidon	1952	Mylepsinum	+
Valproinsäure	1963	Ergenyl	+++

Therapie der Antiepileptika-induzierten Osteoporose

Eine initiale Diagnostik einschließlich der preiswerten DXA-Messung und des
25-OHD-Serumspiegels zur Beurteilung der Ausgangssituation der Knochengesundheit ist – vergleichbar mit der Situation bei Langzeitgabe systemischer

Glukokortikoide – zu fordern. Neben einer differenzierten und klar definierten Behandlung der Osteopathie muss bei Patienten mit Epilepsie besonders auf die Minimierung der Sturzneigung und der Anfälle geachtet werden. Folgendes **Therapiekonzept** ist daher empfehlenswert:

- **Wahl des Antiepileptikums.** Sorgfältige Wahl und Dosierungsanpassungen des Antiepileptikums zur Minimierung der Anfälle.
- **Körperliche Aktivität.** Körperliche Aktivität, spezielle Gymnastik für den Muskelaufbau und Koordinationsübungen.
- **Lebensweise.** Knochenbewusste Lebensweise (Rauchen einstellen!)
- **Kalzium- und Vitamin-D_3-Versorgung.** Kalziumreiche Kost (1000 mg Kalzium täglich) und körperliche Aktivität. Eine Vitamin-D_3-Gabe von in der Regel 2000 IE täglich, in seltenen Fällen bis 4000 IE täglich (Finkelstein et al. 2003) ist sinnvoll; bei Vorliegen einer Osteomalazie höhere Dosen 5000–15000 IE täglich (Serumkontrollen nötig). Vor allem Patienten unter Phenytoin benötigen höhere Vitamin-D-Dosen als die Kontrollgruppe. Es bieten sich alternativ auch wöchentliche oder monatliche Gaben von Vitamin-D-Kapseln in einer Dosierung von je 20000 IE oder vierteljährliche i. m.-Injektionen von je 100000 IE an.
- **Vitamin-D-Metabolite.** Aktive Vitamin-D-Metabolite (z. B. Alphacalcidol oder Calcitriol) sind nur bei Vorliegen einer schweren Osteomalazie oder bei ungenügendem Ansprechen auf hohe Dosen von Vitamin D_3 zu erwägen. Dabei sind engmaschige Serumkontrollen zur Vermeidung einer Überdosierung notwendig.
- **Vitamin-K-reiche Kost.** Vitamin-K-reiche Kost (z. B. dunkelgrünes Gemüse) oder Vitamin-K-Supplementierung ist in seltenen Fällen zur Prävention des phenytoininduzierten Knochenschwunds indiziert.
- **Stickstoffhaltige Bisphosphonate.** Stickstoffhaltige Bisphosphonate sind bei Vorliegen einer messtechnischen oder manifesten Osteoporose indiziert. Alternativ zu den Bisphosphonaten stehen weitere nach der DVO-Leitlinie „A-klassifizierte" Medikamente zur Verfügung.
- Weitere Untersuchungen der neueren AEDs (z. B. Gabapentin, Lamotrigin oder Levetiracetam) hinsichtlich einer knochenschädigenden Langzeitwirkung sind nötig. Eine systematische Kontrolle der Knochengesundheit bei allen Patienten mit Langzeittherapie unter AEDs wird aber schon heute trotz teils unbefriedigender und fehlender Studienlage ohne Einschränkung empfohlen.

Konsequenz für Klinik und Praxis

Bei allen Patienten mit Epilepsie sollte initial die Knochensituation abgeklärt werden. Dabei ist die DXA-Messung von LWS und Hüfte die geforderte Messung zur Beurteilung der Knochendichte wichtig. Serologische Untersuchungen lassen den Vitamin-D-Metabolismus beurteilen. Neben der Prophylaxe sollte die medikamentöse Therapie der Osteopathie möglichst noch im messtechnischen Bereich, also vor Auftreten einer Fraktur erfolgen. In diesem Stadium ist die Osteopathie noch voll revidierbar – eine große klinische Chance!

Literatur

Bartl, R (2007) Antiepileptika-induzierte Osteopathie: formen, Pathogenese, Prophylaxe, Früherkennung, Therapie. Dtsche Med Wochenschr 132:1475–1479

AIDS-Osteomyelopathie

6

Osteologische Probleme werden bei AIDS-Erkrankung immer noch wenig beachtet. Die neuen Behandlungsstrategien **(hochaktive antiretrovirale Therapie, HAART)** führen zu längeren Überlebenszeiten, umso wichtiger ist es aber auch, die Lebensqualität in diesem Zeitraum zu beachten. Neben der direkten viralen und medikamentösen Schädigung der Knochenzellen und der Störung des Vitamin-D-Metabolismus spielen noch viele sekundäre Risikofaktoren eine Rolle:

- Gewichtsverlust
- Reduzierte körperliche Aktivität
- Hypogonadismus
- Rauchen/Alkohol
- Glukokortikoide
- Hepatitis C Infektion
- Lipodystrophie
- Chronische Nierenerkrankung
- Vitamin D-Mangel

Internationale Studien der Knochendichte mittels der DXA-Messung bei AIDS-Patienten haben das häufige Auftreten von Osteopenie und Osteoporose belegt. Daher sollte bei allen AIDS-Patienten ab Diagnosestellung eine **osteologische Basisdiagnostik** erfolgen. Alle HIV-infizierten Patienten profitieren im Rahmen der Prävention und Therapie von der bereits etablierten **Basistherapie** der Osteoporose:

R. Bartl, *Medikamenten-induzierte Osteoporose*, essentials, https://doi.org/10.1007/978-3-662-73565-7_6

- Körperliche Aktivität,
- knochenbewusster Lebensstil (v. a. Einstellen des Rauchens!),
- 1000 mg/d Kalzium und
- 1000–3000 IE/d Vitamin D_3.
- Bereits im osteopenischen Bereich wird der Einsatz eines intravenösen BP (z. B. Zoledronat 6 mg Jahresinfusion) empfohlen.

7

Andere knochenschädigende Medikamente

- Bestimmte Antidepressiva führen zu einer Abnahme der Knochendichte und zu einer Zunahme an Frakturen. Allerdings müssen bei der Interpretation der Ergebnisse der direkte Einfluß der Krankheit Depression sowie Nebenwirkungen der SSRI wie Orthostase, Schwindel, Synkopen, Bradykardie und Rhythmusstörungen mit dem Symptom der Fallneigung berücksichtigt werden.
- Neben der direkten Heparin-Langzeitwirkung tragen vor allem die Grundkrankheiten zum Knochenschwund bei. Cumarin-Derivate blockieren Vitamin K und haben vor allem in der Langzeittherapie eine knochenschädigende Wirkung.
- Die Osteoporosegefahr unter Protonenpumpenhemmern läßt sich allein durch eine konsequente Prophylaxe mit Kalzium und Vitamin D minimieren.
- Zahlreiche Medikamente für unterschiedliche Krankheiten haben in neueren Studien eine knochenschädigende Wirkung gezeigt. Fluoride und Etidronat, die früher gegen Osteoporose eingesetzt wurden, haben wegen Langzeitschäden am Knochen ihre Zulassung verloren.
- Einige Medikamente wie Statine, Thiazide und Betablocker haben als „Nebenwirkung" einen knochenaufbauenden Effekt!
- Medikamentös-induzierte Osteonekrosen treten unter Glukokortikoiden und unter potenten antiresorptiven Medikamenten auf.
- Zahlreiche Medikamente können die Frakturheilung hemmen, aber auch fördern.

R. Bartl, *Medikamenten-induzierte Osteoporose*, essentials, https://doi.org/10.1007/978-3-662-73565-7_7

Antidepressiva

Depression ist eine der häufigsten Krankheiten, mit einer Prävalenz von 5–10 %. In zahlreichen Studien wurde gezeigt, daß depressive Patienten signifikant häufiger an Osteoporose mit verminderter Knochendichte und erhöhtem Frakturrisiko leiden (Abb. 26.3). Der Einsatz von psychotropen Medikamenten einschließlich der Antidepressiva ist zusätzlich mit einem höheren Fall- und damit Frakturrisiko verbunden. Neben vielfältigen Begleiterkrankungen sind auch bestimmte Antidepressiva für die Entstehung einer Osteopathie anzuschuldigen, die zum Frakturrisiko beitragen. Einige Studien haben den direkten Effekt antidepressiver Medikament auf den Knochenumbau untersucht und belegt. In Tierversuchen konnte gezeigt werden, daß vor allem Serotonin in der Wachstumsphase die Knochenmasse beeinflußt. Tägliche Injektionen des **selektiven Serotonin-Wiederaufnahmehemmers (SSRI)** Fluoxetin bei Mäusen führten zu einem erhöhten Knochenumbau, nicht jedoch bei ovarektomierten Tieren. 5 klinische Studien haben den Einfluß der SSRI Klasse auf die Knochendichte untersucht. Der Einsatz der SSRIs, nicht aber der **trizyklischen Antidepressiva(TCA)** führte zu einer signifikanten Abnahme der Knochendichte im Bereich der LWS und Hüfte. Eine prospektive Fallstudie konnte zeigen, daß unter täglicher SSRI-Gabe die Knochendichte im Bereich der Hüfte innerhalb von 5 Jahren um 4 % abnahm.

Zum Einfluß der SSRI auf die Frakturhäufigkeit liegen ebenfalls mehrere Studien vor. Alle (SSRI und TCA) haben einen Zusammenhang zwischen der Einnahme von Antidepressiva und der Zunahme des Frakturrisikos gezeigt. Allerdings müssen bei der Interpretation der Ergebnisse der direkte Einfluß der Krankheit Depression sowie Nebenwirkungen der SSRI wie Orthostase, Schwindel, Synkopen, Bradykardie und Rhythmusstörungen mit dem Symptom der Fallneigung berücksichtigt werden.

> Depressive Menschen leiden häufiger an Osteoporose und Frakturen– ein weiterer Hinweis für den Einfluss des ZNS auf die Steuerung des Knochenumbaus. Hinzu kommen die knochenschädigenden Wirkungen der Antidepressiva.

Heparin- und Cumarinderivate

Heparin Die Heparin-induzierte Osteoporose wurde erstmals 1964 von Griffith und Silverglade publiziert. Die klinische Relevanz der knochenschädigenden Wirkung von Heparin auf den Knochen wird heute zwar akzeptiert, die Inzidenz von symptomatischen Wirbelkörperfrakturen unter Therapie mit Heparin weist aber eine breite Streuung von 2 bis 24 % auf. Bisherige Studien zu Heparin erlauben folgende Schlüsse:

- Eine signifikante Abnahme der Knochendichte und eine Zunahme des Frakturrisikos hängen von Dosis und Dauer der Heparingabe ab: mehr als 15.000 Einheiten über mehr als 3 Monate.
- Neben der direkten Heparin-Langzeitwirkung trägt vor allem die Grundkrankheit zum Knochenschwund bei. Gefährdet sind vor allem Patienten mit Herzinsuffizienz vor Herztransplantation, Patienten nach Herzklappenoperationen sowie Schwangere mit rezidivierenden Thromboembolien.
- Betroffen wird vor allem der trabekuläre Knochen, insbesondere die Lendenwirbelsäule.
- Nach Absetzen der Heparingabe kann die Reduzierung der Knochendichte reversibel sein, sie ist aber auch abhängig vom Fortbestehen der Grundkrankheit.
- Die Wirkmechanismen des Heparins auf das Knochengewebe sind multifaktoriell und umfassen sowohl eine gesteigerte Resorption wie eine verminderte Formation des Knochens.

Niedermolekulare Heparine (low-molecular-weight heparin, LMWH) werden wegen geringer Nebenwirkungen, hoher Effektivität und einfacher Darreichungsform gerade bei Schwangeren und zur Thromboseprophylaxe zunehmend eingesetzt. Eine knochenschonendere Wirkung und ein geringeres Frakturrisiko unter Langzeittherapie konnte aber bisher für diese Heparingruppe noch nicht nachgewiesen werden, da die Studienlage noch mangelhaft ist. Eine neue australische Studie kommt zu dem Ergebnis, daß die prophylaktische Gabe von Dalteparin in der Schwangerschaft nicht mit einer Reduzierung der Knochendichte einhergeht.

Cumarin-Derivate (Vitamin K Antagonisten, VKA) Vitamin K spielt nicht nur in der Blutgerinnung, sondern auch im Knochenstoffwechsel eine wichtige Rolle. Studien belegen, daß Vitamin K die Knochendichte bei Osteoporose-Patienten verbessert und damit das Frakturrisiko senkt. Andererseits ist Vitamin K Mangel mit einem erhöhten Frakturrisiko verbunden und spiegelt einerseits einen mangelhaften Ernährungsstatus, andererseits die Rolle des Osteokalzins im Knochenstoffwechsel wider. Orale Antikoagulantien hemmen Vitamin K und können so das Frakturrisiko erhöhen. Drei Mechanismen werden diskutiert, ein erhöhtes Risiko für osteoporosebedingte Frakturen zu erklären:

- Direkt durch Hemmung der γ-Karboxylierung im Osteokalzin und in anderen Knochenmatrixproteinen,
- Indirekt durch verminderte Nahrungsaufnahme von Vitamin K. Damit verbunden ist auch eine verminderte Aufnahme von Folsäure, die zu einer Hyperhomozysteinämie führen kann, ebenfalls ein unabhängiger Risikofaktor für osteoporosebedingte Frakturen bei älteren Personen,
- Eine erblich bedingte erniedrigte Aktivität der Vitamin K Epoxid Reduktase kann ebenfalls zu einem erhöhten Frakturrisiko beitragen.

Neue Fallstudien belegen, daß eine Langzeittherapie (>12 Monate) mit einem Cumarin-Derivat als unabhängiger Risikofaktor für osteoporotische Frakturen, insbesondere für Wirbelkörper- und Rippenfrakturen, einzustufen ist. In einer weiteren Fallstudie war das Risiko für schwere Wirbelkörperdeformierungen bei Patienten unter oralen Antikoagulantien um das Dreifache erhöht. Eine Metaanalyse von 9 Studien, die die Knochendichte von Patienten unter oralen Antikoagulantien untersuchte, konnte zeigen, daß die Knochendichte unter oralen Antikoagulantien nur im ultradistalen Radius signifikant erniedrigt war, nicht aber im Bereich der LWS oder des Femurhalses. Eine weitere Metaanalyse im Jahre 2016 konnte keine signifikante Zunahme des Frakturrisikos unter VKA nachweisen. Tierversuche haben aber gezeigt, daß vor allem qualitative Veränderungen des Knochengewebes zu einer geringeren Knochenfestigkeit und damit zu einem erhöhten Frakturrisiko führen. Neue und große epidemiologische Studien haben zumindest in Subgruppen (Männer mit Vorhofflimmern unter Warfarin-Therapie) und bei bestimmter Darreichungsmenge (weniger als 100 tägliche Dosen) einen signifikanten Zusammenhang mit osteoporotischen Frakturen belegt. Bekannt ist auch, daß die Gabe von Warfarin während der fetalen Entwicklung zu schweren Skelettanomalien führen kann, sodaß sich der Einsatz oraler Antikoagulantien in der Schwangerschaft verbietet.

Faktor Xa Hemmer Gegenüber Heparinen bieten direkte Faktor Xa Hemmer den Vorteil der oralen Anwendung. Sie erfordern keine Dosisanpassung und kein kontinuierliches Monitoring der Gerinnungsparameter wie bei Vitamin

K-Antagonisten. Untersuchungen zur Beeinflussung des Knochens sind noch nicht bekannt, eine knochenschädigende Wirkung ist aber unwahrscheinlich.

> Marcumar® blockiert Vitamin K und hat vor allem in der Langzeittherapie eine knochenschädigende Wirkung. Jährliche DXA-Kontrollen lassen einen relevanten Knochenschwund früh erkennen.

Protonenpumpeninhibitoren (PPI)

Ein leicht saurer pH-Wert im Magen und Dünndarm steigert die Resorption von Kalziumkarbonat und Vitamin D. Es ist daher verständlich, dass Patienten nach Magenresektion ein höheres Osteoporoserisiko und eine erhöhte Frakturrate aufweisen. Eine aktuelle Studie in JAMA konnte zeigen, dass auch die Protonenpumpenhemmer, die die Säurefreisetzung im Magen blockieren, den Knochen schaden und zu Knochenbrüchen führen können. Besonders ältere Menschen, die wegen peptischer Magenbeschwerden mit **Protonenpumpeninhibitoren (PPI)** behandelt werden, haben möglicherweise ein erhöhtes Frakturrisiko. Darauf deuten die Ergebnisse einer Fall-Kontrollstudie hin, die einen Anstieg des Risikos mit der Dosis und der Dauer der PPI zeigen. Ältere Menschen mit PPI sollten daher auf ausreichende Zufuhr von Kalzium, bevorzugt über Milchprodukte achten. Eine Alternative ist auch die Verwendung von Kalziumcitrat als Substitution. In neueren Studien wird aber die knochenschädigende Wirkung der PPI kontrovers diskutiert!

Als **Pathomechanismus** wird eine Behinderung der Kalziumaufnahme im Darm durch die verminderte Salzsäurebildung im Magen diskutiert.

Bei der Zusammenfassung der bisherigen Publikationen ergeben sich folgende **Folgerungen**:

- PPI beeinträchtigen die Resorption von Kalziumkarbonat. Eine kalziumreiche Kost zusammen mit Vitamin D-Substitution ist in der Regel aber ausreichend. Nur selten ist ein Umsteigen auf die Substitution mit Kalziumglukonat oder Kalziumzitrat nötig. Eine neuere Studie bezweifelt aber die Beeinträchtigung der Kalziumresorption durch PPI [1].
- PPI können nur bei langer Dauer, hoher Dosierung und bei älteren Patienten Osteoporose mit erhöhtem Frakturrisiko verursachen. Weitere klinische Studien sind zu fordern, da die bisherigen epidemiologischen Studien von der FDA noch nicht schlüssig eingestuft werden und eine Studie diesen Zusammenhang

sogar bezweifelt. Durch die Hemmung der Protonenpumpe im Osteoklasten ist
sogar ein positiver Effekt auf die Knochendichte zu erwarten.

- PPI können durch die Reduzierung von Schleimhautschäden im Ösophagus und
  Magen und durch den höheren pH-Wert gastrointestinale Nebenwirkungen der
  BP reduzieren. Dies rechtfertigt aber nicht die prophylaktische Gabe von PPI
  beim Einsatz oraler BP. Bei Auftreten gastrointestinaler Probleme ist grundsätz-
  lich ein frühes Umsteigen von oraler auf intravenöse Applikation zu empfehlen.
- PPI können nach Ergebnissen retrospektiver Kohortenstudien den Fraktur-
  schutz der BP negativ beeinflussen. Neben der Möglichkeit einer
  Beeinträchtigung der Resorption von BP ist auch eine direkte Interaktion von
  PPI und BP am Osteoklasten denkbar. In der Literatur gibt es unterschiedliche
  Beurteilungen verschiedener BP.
- Es gibt bisher keine zuverlässigen pharmakokinetische Studien, die den Einfluß
  der PPI auf die Resorption oraler BP untersucht haben. Bei Osteoporose-
  Patienten unter PPI ist daher grundsätzlich eine intravenöse Gabe von BP vor-
  zuziehen.

Therapie Klinische Studien belegen, daß PPI das Frakturrisiko erhöhen, es bleibt
aber unklar, ob dies durch Knochenverlust oder verminderter Knochenqualität verursacht ist. Das erhöhte Frakturrisiko ist eher durch eine erhöhte Sturzneigung bedingt durch niedrigere Vitamin B_{12}-Werte zu erklären Wird bei Osteoporose-
gefährdeten Personen, die PPI einnehmen, konsequent eine Prävention mit
kalziumreicher Kost, Vitamin D-Substitution (1000–2000 IE tgl.), Vitamin
B_{12}-Gabe und Bewegung durchgeführt, so ist eine knochenschädigende Wirkung
von PPI auch bei Langzeitgabe unwahrscheinlich. DXA-Messungen der Knochendichte in 2 bis 3-jährigen Abständen unter PPI geben dem Patienten Auskunft über
den Verlauf der Knochendichte und dem Arzt immer noch die Möglichkeit einer
Intervention bzw. einer spezifischen medikamentösen Osteoporose-Therapie.

Eine Zunahme des Frakturrisikos unter PPI wird erst unter höherer Dosierung (>40 mg tgl.) und Langzeittherapie (>4 Jahre) angenommen. Kalziumreiche Kost, Vitamin D-Supplementierung und Bewegung lassen die hypo-
thetische Osteoporosegefahr unter PPI minimieren. Es bestehen aber neuer-
dings begründete Zweifel, ob PPI überhaupt knochenschädlich sind [1,2]!
Die Spiegel von Vitamin B_{12} und Magnesium im Blut sollten bei Einnahme
von PPI regelmäßig kontrolliert werden, um eine Hypomagnesiämie mit der
Gefahr von Herzrhythmusstörungen und erniedrigte Werte von Vitamin B_{12}
mit der Gefahr erhöhter Sturzneigung auszuschließen.

Weitere Medikamente mit negativer Wirkung auf den Knochen

Rosiglitazon ein neues orales Antidiabetikum der Gruppe der Glitazone, zeigte in einer großen Vergleichsstudie mit Metformin und Glyburid eine unerwartete Nebenwirkung, die primär in der Liste der potentiellen Nebenwirkungen nicht berücksichtig wurde: eine erhöhte Frakturneigung mit Bevorzugung der oberen Extremitäten (Humerus und Hand). Weitere Untersuchungen analysieren diese Nebenwirkung weiter. Auch bei **Pioglitazon** fanden sich in einer Studie signifikant niedrigere Werte der Knochendichte. Da diese Medikamente nur noch selten verordnet werden, kommt ihnen mehr eine Rolle als anamnestischer Risikofaktor zu.

Schleifendiuretika vom Typ des Furosemids forcieren die renale Kalium- und Natriumausscheidung und verursachen eine negative Kalziumbilanz mit Zunahme des Frakturrisikos.

Cholestyramin ein Gallensäurenadsorbenz, hemmt die intestinale Gallensäurewiederaufnahme und damit auch die intestinale Resorption von Vitamin D. Bei Langzeitgabe können schwere Osteomalazien auftreten.

Sonnenschutzcremes Der konsequente Einsatz von Sonnenschutzcremes (Schutzfaktor >8) verhindert die kutane Produktion von Vitamin D um mehr als 97 %. Die chronische Verwendung von effektiven Sonnenschutzcremes kann daher zu einem klinisch relevanten Vitamin D-Mangel führen und eine Osteomalazie verursachen. Bei Kindern wird sogar Rachitis berichtet, hervorgerufen durch konsequenten Einsatz von Cremes mit hohem Schutzfaktor.

Cadmium Die Exposition dieses Metalls verursacht einen permanenten Schaden der glomerulären und tubulären Nierenfunktion. Chronische progressive Niereninsuffizienz mit Hypophosphatämie und niedrige Vitamin D Spiegel sind die Folgen. Welche Rolle eine direkte Wirkung auf die Knochenzellen spielt, ist noch unklar.

Aluminium Der orale Einsatz aluminiumhaltiger Antazida bzw. die Zufuhr von Aluminium bei Hämodialyse führt zu einer verminderten PTH-Ausschüttung und Aktivierung der 1α-Hydroxylase. Auch eine direkte Hemmung der Osteoblastenaktivität und der Mineralisation des Osteoids spielt eine Rolle in der Entstehung der Osteopathie. Der Schweregrad der Osteopathie korreliert mit der Ablagerung des Aluminiums auf der Knochenoberfläche. Inzwischen wurde das Aluminium weitgehend durch Resine ersetzt.

Schilddrüsenhormone Substitution mit Schilddrüsenhormonen wird bei etwa 10 % postmenopausaler Frauen durchgeführt. Allerdings nur eine Überdosierung kann zu einem klinisch relevanten Knochenschwund mit gesteigertem Knochenabbau führen.

Natriumfluorid war die erste osteoanabole Substanz, die in der Therapie der Osteoporose verwendet wurde. Vor allem bei höherer Dosierung über mehrere Jahre wurden schwerwiegende Nebenwirkungen des Skelettes beobachtet:

- **Lower extremity pain syndrome (LEPS):** Schmerzen im Bereich von Hüfte, Knie-, Sprunggelenk und Ferse. Als Ursache wird eine verzögert heilende Mikrokallusbildung im Knochen angenommen.
- **Osteomalazie:** In einer Studie von Riggs et al. wurde in Knochenbiopsien trotz Supplementierung von täglich 1500 mg Kalzium Mineralisationsstörungen beobachtet.
- **Iatrogene Fluorose:** Ausgeprägte Fälle zeigen im Röntgenbild verwaschene Verdichtungen (Osteosklerose). Ursache ist in der Regel eine Fehlbehandlung mit Überdosierung. Zunehmende Beschwerden und Schmerzen veranlassen den Patienten häufig, die Fluoriddosis selbständig zu erhöhen. Ob es eine individuelle Disposition für das Auftreten einer Fluorose gibt, ist nicht gesichert.

Etidronat Mit diesem „Bisphosphonat (BP) der ersten Generation" liegen die längsten Erfahrungen in der Behandlung von Knochenkrankheiten vor. Es ist inzwischen von den stickstoffhaltigen BP verdrängt worden, da die notwendige hohe Dosierung des Etidronats zu einer starken Einlagerung des BP im Knochengewebe mit Mineralisationsstörungen führen kann.

Medikamenten-induzierte Osteomalazie

8

Knochenneubildung und Mineralisation benötigen ausreichend Kalzium und Phosphat zusammen mit aktiven Metaboliten des Vitamin D. Medikamente, die den Stoffwechsel des Vitamin D-Systems beeinflussen, können über verschiedene **Mechanismen** klinische Bilder einer Osteomalazie (Abb. 8.1), aber auch Mischbilder („Osteoporomalazie") verursachen. Die Ursachen der Medikamenten-induzierten Osteomalazie können in **7 Gruppen** eingeteilt werden:

Hemmung der Vitamin D-Produktion: Vor allem ältere Patienten und Heimbewohner mit geringer Sonnenexposition und Mangelernährung sind betroffen.

Hemmung der Vitamin D-Resorption: Vitamin D ist fettlöslich und wird gemeinsam mit Gallensäuren im Jejunum und Ileum resorbiert. Deshalb stören Gallensäure-bindende Resine wie z. B. das Cholestyramin diesen Prozess und verhindern die Resorption von Vitamin D.

Interaktionen mit dem Vitamin D-Stoffwechsel: Vitamin D wird zunächst in der Leber metabolisiert und danach in der Niere in die aktive Form umgewandelt. Medikamente wie Antikonvulsiva oder Rifampicin induzieren die Produktion von Enzymen in der Leber, die verstärkt Vitamin D und seine Metabolite abbauen. Nach Studien entwickeln 20–65 % der Patienten mit Epilepsie, die mit Antikonvulsiva wie Phenytoin, Phenobarbital oder Carbamazepin behandelt werden, eine schwere Osteoporomalazie. Diese Patienten haben wegen krankheitsbedingter Sturzneigung ein zusätzlich hohes Frakturrisiko.

Antagonisten der Vitamin D-Wirkung: Glukokortikoide beeinträchtigen zwar die intestinale Kalziumresorption, haben jedoch keinen direkten antagonistischen Effekt auf der Vitamin D-Rezeptor-Ebene. Derzeit sind keine

R. Bartl, *Medikamenten-induzierte Osteoporose*, essentials, https://doi.org/10.1007/978-3-662-73565-7_8

49

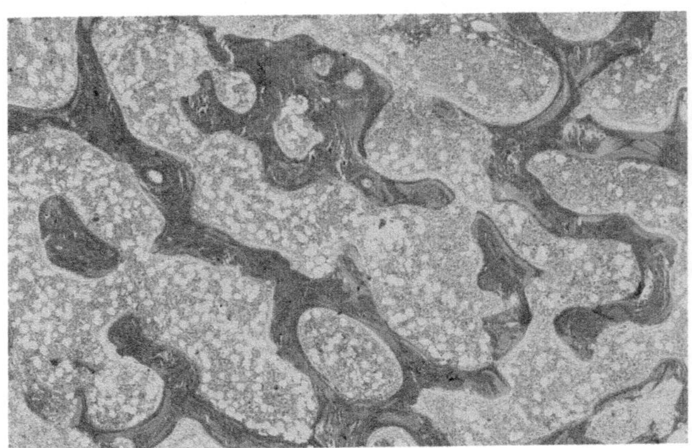

Abb. 8.1 Beckenkammbiopsie bei einem Patienten mit Knochenschmerzen und Medikamenten-induzierter Osteomalazie. Beachte die breiten, nicht mineralisierten Osteoid-säume (rot), Ladewig.

Medikamente bekannt, die einen direkten Einfluss auf die Wirkung des aktiven Vitamin D besitzen.

Inhibitoren der Phosphatresorption: Hypophosphatämie ist eine wichtige Ursa-che der Osteomalazie. Sie wird vor allem verursacht durch eine exzessive Ver-wendung aluminiumhaltiger Antazida, die die intestinale Phosphatresorption behindern.

Inhibitoren der Knochenmineralisation: Die Aluminium-induzierte Osteomala-zie wurde früher im Rahmen der chronischen Hämodialyse und der parenteralen Ernährung beobachtet. Etidronat, ein BP der ersten Generation, induzierte bei höherer Dosierung ebenfalls Mineralisationsstörungen. Fluorid in höherer Do-sierung verursacht eine abnorme Mineralisation mit Störung der Mikrostruktur des Knochens, wobei diese Störung noch durch niedrige Kalzium- und Vitamin D-Zufuhr verstärkt wird.

Neben Störungen des Vitamin D Stoffwechsels spielen auch Interaktionen ver-schiedener Medikamente mit den **Vitaminen K und C** sowie mit verschiedenen **Spurenelementen** eine Rolle, die zu Störungen des Knochenumbaus und des Matrixaufbaus mit der Konsequenz einer Mineralisationsstörung und eines er-höhten Frakturrisikos führen können.

Medikamenten-induzierte Osteonekrosen

9

Eine regionale Durchblutungsstörung des Knochengewebes führt zu einer ischämischen (aseptischen oder avaskulären) Knochennekrose. Die Ursachen können sehr unterschiedlich sein, häufig können keinen ätiologischen Faktoren entdeckt werden. Vor allem 2 Medikamente sind mit der Auslösung von Osteonekrosen assoziiert:

- **Steroid-assoziierte Osteonekrosen:** Als ein wichtiger auslösender Faktor von Osteonekrosen gelten medikamentös zugeführte Glukokortikoide, wobei neben der kumulativen Gesamtdosis auch die maximale Einzeldosis als Auslöser gelten. Steroid-induzierte Osteonekrosen treten häufiger multilokulär auf. Am häufigsten werden der Femurkopf und der distale Anteil des Femurs (siehe Abb. 2.3 und 3.1) betroffen. Die „first line" Option zur Behandlung der Steroid-assoziierten Osteonekrose sind moderne BP, die Knochenschmerz, Ausdehnung der Läsion und notwendige operative Eingriffe erfolgreich reduzieren. Im Vorfeld ist die Beurteilung des Zahn/Kieferstatus zur Vermeidung von Kiefernekrosen ratsam – eine scheinbar paradoxe Situation.
- **Bisphosphonat-assoziierte Osteonekrose des Kiefers („osteonecrosis of the jaw", BP-ONJ):** Diese schwerwiegende Nebenwirkung wird fast ausschließlich unter hochdosierter intravenöser BP-Therapie bei immunsupprimierten Tumorpatienten beobachtet (Abb. 9.1). Besonders häufig wurde diese Komplikation unter hochdosierter Langzeittherapie mit Zoledronat und Pamidronat bei Patienten mit Mammakarzinom (44 %), Prostatakarzinom (15 %) und multiplem Myelom (33 % der Fälle mit Kiefernekrosen) berichtet. Neue Studien gehen davon aus, daß mehr als 10 % der Patienten mit multiplem Myelom eine BP-ONJ erleiden! Unter dem Einsatz von Ibandronat scheint dagegen die Inzidenz

R. Bartl, *Medikamenten-induzierte Osteoporose*, essentials, https://doi.org/10.1007/978-3-662-73565-7_9

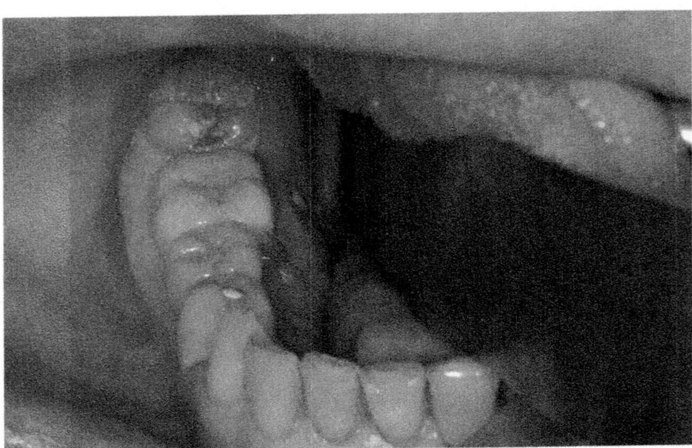

Abb. 9.1 Frühform einer „medication-related" Kiefernekrose. Beachte den Schleimhaut-defekt (gelb) mit Fistel zur Kiefernekrose bei einer Patientin mit Mammakarzinom und lang-jähriger hochdosierter BP-Therapie

einer Kiefernekrose um einen Zehnerfaktor niedriger zu liegen. Pathogenetisch wird eine Kumulation des BP im Kiefer mit Suppression der Osteoklasten und benachbarter Makrophagen sowie eine toxische Schädigung der Osteozyten an-genommen. Diese Zellschädigung führt zu einer Osteomyelitis mit Osteo-nekrose, wobei die Abfolge der Ereignisse noch nicht klar ist. Im Rahmen einer Osteoporosetherapie ist aber eine BP-ONJ mit einer Inzidenz unter 1:100.000 eine Rarität, der Beleg eines kausalen Zusammenhangs ist bisher schwer zu führen. Eine routinemäßige fachärztliche Abklärung des Zahnstatus vor Beginn einer Osteoporosetherapie wird von Experten daher nicht gefordert. Trotzdem sind eine Aufklärung des Patienten, eine sorgfältige Anamnese und die Empfeh-lung einer konsequenten Mundhygiene ratsam.

Die Inzidenz der ONJ bei Osteoporose-Patienten beträgt zwischen 0,01 % und 0,001 %. Bei Tumorpatienten – mit einer insgesamt wesentlich höheren Dosierung von Zoledronat oder Denosumab – beträgt die Inzidenz von ONJ 0,7 % bis 0,8 %. Bei fast allen betroffenen Patienten mit ONJ gehen zahn-ärztliche Eingriffe, Implantate, Parodontose, Karies oder schlechte Zahn-hygiene voraus. Als weitere Risikofaktoren gelten Tumorkrankheiten mit be-gleitender Abwehrschwäche, Strahlentherapie im Kieferbereich, begleitende Chemo- und/oder Kortisontherapie, Alkoholismus, Nikotinabusus, rheuma-tische Erkrankungen und Gefäßerkrankungen. Es gibt auch keine mit Stu-dien belegte Gründe, während eines kieferchirurgischen Eingriffes die Be-handlung mit einer antiresorptiven Substanz zu unterbrechen!

Die Bruchheilung umfaßt die Proliferation und Differenzierung von Makrophagen und verschiedener Bindegewebszellen in bestimmter Abfolge, gefolgt vom „bone remodelling" (Abb. 10.1). Alle diese Prozesse können positiv wie negativ von verschiedenen Medikamenten beeinflußt werden. Die gilt für immunkompetente Zellen, Fibrozyten, Knochenmarkszellen, Stromazellen, Makrophagen, Chondrozyten, Osteoblasten und Gefäßsprossung. Die wichtigsten Substanzgruppen mit negativem Einfluß auf die Phasen der Frakturheilung sind:

- Zytostatika
- Antibiotika (z. B. Tetrazykline und Fluorochinolone)
- Kortikosteroide
- Antikoagulantien
- COX-Inhibitoren

Zu den Substanzen mit Stimulation der Frakturheilung zählen:

- Bone morphogenetic proteins (BMGs)
- Parathormon (Fragmente) (PTH)
- Selektive Prostaglandin Agonisten
- Statine
- Betablocker

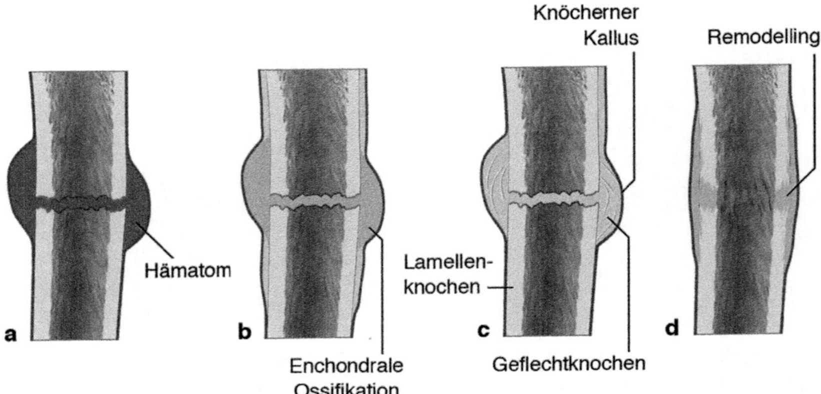

Abb. 10.1 Phasen der sekundären Frakturheilung: a) Einblutung und Entzündung, b) knorpeliger Kallus und Beginn der enchondralen Ossifikation, c) knöcherner Kallus, d) Remodelling und Umwandlung des Geflechtknochen in lamellären Knochen

Die Frakturheilung setzt insbesondere in der Initialphase eine normale Osteoklastenaktivität voraus. Die Frage ist daher naheliegend, ob die antiresorptive Wirkung der BP einen negativen Einfluß auf die Abläufe der Frakturheilung haben könnte. Von Tierexperimenten wissen wir, daß die modernen stickstoffhaltigen BP keinen negativen Einfluß auf die Frakturheilung haben. Im Gegenteil, experimentelle Versuche mit Alendronat haben gezeigt, daß die Kallusbildung angeregt wird und dessen Mineralisation ungestört abläuft. Lediglich die Zeit der Durchbauung des Kallus zum geordneten lamellären Knochen wird auf Grund der reduzierten Osteoklastenaktivität verlängert. Neue klinische Studien berichten aber von Streßfrakturen unter einer Langzeittherapie mit Alendronat, wobei ursächlich Mikrofrakturen auf der Basis eines langjährigen, deutlich reduzierten Knochenumbaus diskutiert werden. Bei Einsatz von Zoledronat werden dagegen die Osteoblastenfunktion und damit der Knochenanbau nicht wesentlich beeinträchtigt.

Zoledronat sollte jedoch nicht unmittelbar nach einer Knochenfraktur gegeben werden, da eine Subanalyse der HORIZON-Studie gezeigt hat, daß die Reduktion des Frakturrisikos bei unmittelbarer Gabe nach Fraktur geringer war als bei Gabe von einigen Wochen nach dem Frakturereignis.

Literatur

O'Connell M, Madden D, Murray A et al. (2005) Effects of proton pump inhibitors on calcium carbonate absorption in women: a randomized crossover trial. Am J Med 120:778–781

Solomon D, Diem S, Ruppert K et al. (2015) Bone mineral density changes among women initiating proton pump inhibitors or H2 receptor antagonists: a SWAN cohort study. J Bone Miner Res. 30:232–239

Strahlentherapie und toxische Stubstanzen

11

> - Ionisierende Strahlen schädigen Knochenmark und Knochen, bis hin zur Entstehung von Osteonekrosen, Osteolysen und Osteosarkomen.
> - An der Manifestation von radiogenen Skelettveränderungen und Frakturen wirken außer einer direkten Schädigung der Knochenzellen die verschlechterte Blutversorgung, die geschädigte Hämatopoiese und zusätzliche Infektionen mit.
> - Nach einer ausgedehnten Verbrennung ist bei Kindern wie Erwachsenen das Risiko für Osteoporose und Frakturen erhöht. Der größte Verlust an Knochenmasse mit 10 % wurde im Bereich der Lendenwirbelsäule beobachtet.

Pathogenese der Strahlen-induzierten Osteopathie

Die Wirkung ionisierender Strahlen – exogen wie endogen - auf den Knochen und auf das Knochenmark ist tierexperimentell und in der klinisch-onkologischen Praxis eindeutig belegt und bekannt. Strahleninduzierte Knochenschädigung tritt in der Regel nach Gabe von mehr als 40 Gy (4000 rad) auf den Knochen auf. An sich ist der Knochen also ziemlich strahlenresistent, im Rahmen einer Strahlentherapie kommt es aber zu einer akut-entzündlichen Reaktion des benachbarten Knochenmarkes mit Zerstörung des sensiblen Sinussystems, Desintegration der Hämatopoiese und ausgedehntem Knochenmarködem. Erst in Spätstadien wird Hämatopoiese und entzündliches Marködem durch Fettgewebe ersetzt („reaktive Markatrophie"). Außer einer direkten Schädigung der Knochenzellen wirken die

R. Bartl, *Medikamenten-induzierte Osteoporose*, essentials, https://doi.org/10.1007/978-3-662-73565-7_11

verschlechterte Blutversorgung, die geschädigte Hämatopoiese und zusätzliche Infektionen an der Manifestation von radiogenen Skelettveränderungen und Frakturen mit.

Frakturrate im Bestrahlungsfeld

Die **Hauptmanifestationsorte** strahlungsassoziierter Knochenveränderungen sind die proximalen Oberschenkel und das Becken (Bestrahlung gynäkologischer Karzinome), die Rippen und Schlüsselbeine (Bestrahlung von Brustkrebs) sowie der Unterkiefer (Bestrahlung oropharyngealer Neoplasien). So weisen Patientinnen mit Brustkrebs nach lokaler Bestrahlung an den betroffenen Rippen eine Frakturrate von 1,8 % bis 19 % in Studien auf. Ähnlich hohe Frakturraten finden sich bei Bestrahlung von Tumoren im Beckenbereich. 20 % der Patientinnen mit Uteruskarzinom litten nach Bestrahlung an Insuffizienzfrakturen im Beckenbereich, Osteonekrosen des Femurkopfes traten dagegen selten auf. Große klinische Bedeutung hat zweifellos die Osteoradionekrose der Mandibula. An ihrer Entstehung sind neben strahlenbedingter Knochenzellschädigung, Matrixveränderungen und Gefäßläsionen auch infektiöse Prozesse beteiligt. Die Häufigkeit strahlenbedingter Kiefernekrosen wird in Sammelstatistiken auf etwa 10 % geschätzt. Vergleichbare Häufigkeitszahlen werden auch bei der Bisphosphonat-assoziierten Kiefernekrose (BONJ) bei Tumorpatienten, insbesondere beim multiplen Myelom berichtet. Mundhygiene, vorausgehende Zahnsanierung und Abklärung mit dem beteiligten Zahnarzt bzw. Kieferchirurgen sind sowohl vor einer geplanten Bestrahlung im Kieferbereich als auch vor einer Bisphosphonattherapie zu fordern. Ursachen der Frakturneigung nach Bestrahlung sind Durchblutungsstörungen, Demineralisierung, Matrixschädigung, Verlust des trabekulären Knochens und ungeordneter Knochenumbau.

Strahlenwirkung auf die Knochenzellen

Die Strahlenschädigung der Osteoblasten und Osteoblasten-Vorläuferzellen ist entscheidend für den lokalen Knochenschwund im Bestrahlungsfeld. In vitro Studien belegen eine reduzierte Knochenformation nach Bestrahlung des Knochens. Verantwortlich dafür sind eine verminderte Proliferation und Differenzierung der Osteoblasten, eine reduzierte Kollagensynthese sowie eine gesteigerte Apoptose. Es kommt zu einer gesteigerten Produktion von RANKL in den Osteoblasten und zu einer Schädigung mesenchymaler Stammzellen und Osteoblasten-

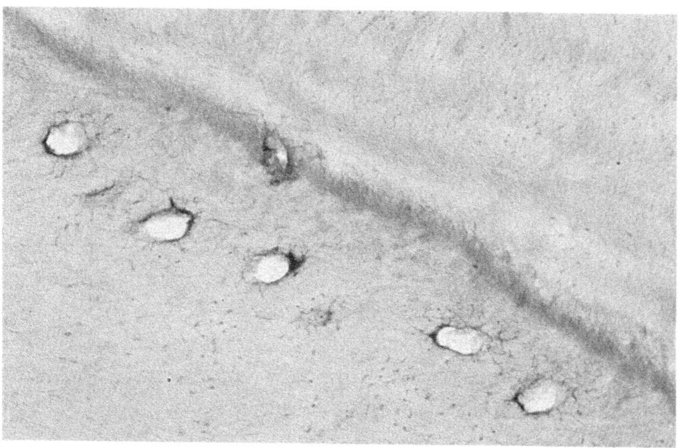

Abb. 11.1 Leere osteozytäre Höhlen und Darstellung des osteozytären Kanalsystems („canaliculi") nach Bestrahlung. Giemsa

Vorläuferzellen. Die Osteozyten sind dagegen resistenter gegen Bestrahlung und bleiben nach Strahlenexposition noch einige Monate vital. Ihr strahlungsbedingtes Absterben zeigt sich histologisch in Form von leeren osteozytären Höhlen im Knochengewebe (Abb. 11.1). Osteoklasten nehmen bereits 3 Tage nach Strahlenexposition hinsichtlich Zahl und Aktivität zu und führen zu einem gesteigerten Knochenabbau („progressiver Knochenschwund"), erst später gefolgt von einer verminderten Knochenformation („low turnover Osteoporose") und einer Häufung von Insuffizienzfrakturen. Schädigung des Gefäßsystems mit Obliteration größerer Gefäße führen zu ausgedehnten reaktionslosen Osteonekrosen.

Knochenreaktionen nach Strahlenexposition

Folgende Knochenveränderungen finden sich nach Strahlenexposition, in Abhängigkeit von Strahlendosis, Strahlenfeld und Bestrahlungsdauer:

- Lokale Osteoporose bis hin zur reaktiven Osteosklerose im Randbezirk
- Schmerzhaftes Knochenmarködem-Syndrom, nachweisbar in der MRT
- Periostose
- Insuffizienzfrakturen, besonders an Rippen, Becken, Oberschenkel und Unterkiefer

- Knochennekrose mit Sequestrierung („Osteoradionekrose")
- Sekundäre Knocheninfektionen
- Destruierende Arthritis
- Entwicklung von Knochentumoren (Osteochondrom bis Fibrosarkom und Osteosarkom)
- Knochenwachstumsstörungen bei Kindern (z. B. Skoliose, Verkürzungen und Atrophie von Extremitäten) bereits bei Dosen von 15–20 Gy.

Von Interesse ist auch die Entstehung von Osteosarkomen nach Ablagerung von radioaktiven Substanzen im Knochen, wobei eine Reihe von radioaktiven osteotropen Isotopen („bone seekers") bekannt ist. Von Interesse sind auch früher beobachtete Osteosarkome nach Ablagerung von radioaktiven Substanzen im Knochen bei Arbeitern in der Leuchtzifferblattindustrie.

> Ionisierende Strahlen schädigen Knochenmark und Knochen, bis hin zur Entstehung von Osteonekrosen und Osteosarkomen.

Toxische Osteopathien werden von knochenaffinen Substanzen ausgelöst, die komplexe lokale bis generalisierte Knochenveränderungen verursachen. Häufig handelt es sich gewerblich erworbene Vergiftungen, die aber auf Grund der strengen Kontrollmaßnahmen am Arbeitsplatz heute sehr selten beobachtet werden. Vor allem in der älteren Literatur werden osteoporotische, osteomalazische, osteosklerotische und osteonekrotische Veränderungen bei folgenden Substanzen berichtet: Blei, gelber und weißer Phosphor (Kiefernekrosen!), Wismuth, Fluor und Fluorverbindungen, Aluminium, Strontium, Beryllium, Thallium, Kadmium, Barium, Polyvinylchlorid, Arsen, Kupfer (Morbus Wilson) und Quecksilber. Knochenveränderungen sind häufig auch mit Schäden des Knochenmarks, der Leber, der Niere und des Zentralnervensystems verbunden. Der wachsende Knochen bei Kindern und Jugendlichen besitzt gegenüber dem erwachsenen Knochen bei Vergiftungen zusätzliche und unterschiedliche Reaktionsmöglichkeiten, z. B. Störungen in den Zonen des Längenwachstums und Retardierung der Knochenreifung.

Der diagnostische Nachweis einer toxischen Osteopathie durch Metallionen (vor allem Blei und Aluminium) umfaßt neben bildgebenden Verfahren laborchemische (Serum und Knochenmaterial) und histobioptische (histochemische) Untersuchungsmethoden mit Nachweis der toxischen Substanz im Knochengewebe (z. B. Aluminium bei Patienten mit chronischer Hämodialyse, die Aluminium Hydroxid als Phosphatbinder bekommen haben oder als Bestandteil von Antazida). Dazu sind Schnitte unentkalkten Knochengewebes (Kryostat- oder Acrylatschnitte) nötig. Bleiablagerungen im Knochengewebe verursachen z. B. eine Störung der Mineralisation („Bleilinien" in der Metaphyse) und eine Hemmung der Knochenformation über die Aktivierung von Sklerostin.

Was Sie aus diesem *essential* mitnehmen können

- Sekundäre Osteoporosen (z. B. Medikamente, Transplantation, Strahlentherapie, Krankheiten) werden häufig übersehen und müssen ausgeschlossen werden. Bei bestimmten Medikamenten und Krankheiten ist sogar ein präventiver Einsatz effektiver Antiosteoporotika indiziert
- Die DXA-Meßmethode ist Goldstandard in der messtechnischen Diagnosestellung (T-score kleiner als $-2,5$). Diese Methode ist global verfügbar, einfach, strahlenarm und misst die beiden Osteoporose-gefährdeten Stellen: die LWS und die Hüfte
- Die Indikation zur medikamentösen Osteoporosetherapie richtet sich nach den Werten der DXA-Knochendichtemessung, den Risikofaktoren (FRAX®) und dem Nachweis osteoporotischer Frakturen
- Ziele einer medikamentösen Therapie sind Steigerung der Knochendichte, Verbesserung der Knochenqualität und vor allem Reduktion des Frakturrisikos (Sturzneigung)
- Antiresorptive Substanzen (moderne Bisphosphonate und Denosumab) sind die „first line therapy" bei nachgewiesener sekundärer Osteoporose
- Nebenwirkungen wie Kiefernekrosen oder atypische Femurfrakturen sind extrem selten und treten fast ausschließlich (>90 %) bei hoher Dosierung und unter Langzeitgabe bei Tumorpatienten auf
- Alle Medikamente müssen konsequent auf ihre Knochenschädlichkeit abgefragt werden. Häufig reichen einfache Maßnahmen zur Prävention eines Knochenschadens: knochenfreundliche Ernährung, Rauchen einstellen, körperliche Aktivität und Vitamin D-Gabe.

- Der Glukokortikoid-induzierte Knochenverlust ist die häufigste sekundäre Osteoporose. Eine schwerwiegende Komplikation stellt die Osteonekrose dar.
- Aromatasehemmer verursachen einen deutlicheren Knochenschwund als Tamoxifen.
- Bei jedem zweiten Patienten mit Epilepsie entwickelt sich langfristig eine medikamentös-induzierte Osteopathie („Osteoporomalazie")
- Nach einer Transplantation kommt es im ersten Jahr regelhaft zu einer deutlichen Abnahme der Knochendichte.
- Der Knochenschwund unter Protonenpumpenhemmern läßt sich allein durch eine konsequente Prophylaxe mit kalziumreicher Kost, Vitamin D_3, Vitamin B_{12} und Bewegung minimieren.